Moosmann – Fit & Vital

AF625782

Klaus Moosmann

Fit & Vital in jedem Alter

Das tägliche 15-Minuten-Wohlfühlprogramm

Limpert Verlag Wiebelsheim

Aus Gründen der Lesbarkeit wird im Text verallgemeinernd stets nur das generische Maskulinum verwendet. Diese Formulierungen umfassen gleichermaßen alle Geschlechteridentitäten und alle sollen sich gleichberechtigt angesprochen fühlen.

Die Angaben in diesem Buch sind vom Autor und dem Verlag sorgfältig erwogen und geprüft, dennoch kann keine Garantie übernommen werden. Eine Haftung des Autors bzw. des Verlags und seiner Beauftragten für Personen-, Sach- und Vermögensschäden ist ausgeschlossen.

Bibliografische Information der Deutschen Nationalbibliothek
Die Deutsche Nationalbibliothek verzeichnet diese Publikation in der Deutschen Nationalbibliografie; detaillierte bibliografische Daten sind im Internet über http://dnb.d-nb.de abrufbar.

© 2023 by Limpert Verlag GmbH, Wiebelsheim
www.limpert.de

Das Werk einschließlich aller seiner Teile ist urheberrechtlich geschützt. Jede Verwertung außerhalb der engen Grenzen des Urheberrechtsgesetzes ist ohne Zustimmung des Verlages unzulässig und strafbar. Kein Teil dieses Buches darf deshalb ohne ausdrückliche schriftliche Genehmigung des Verlages digital oder analog vervielfältigt werden.

Umschlagabbildungen: Maximilian Schellhaase
Druck und Verarbeitung: Plump Druck und Medien GmbH, Rheinbreitbach
Satz: Dr. Claudia Pauli
Printed in Germany/Imprimé en Allemagne
ISBN 978-3-7853-1998-7

Inhalt

Geleitwort 6
Widmung und Danksagung 6
Vorwort 7
Erläuterung der im Buch verwendeten Symbole 8
Was bedeuten eigentlich Koordination, Beweglichkeit und Dehnfähigkeit? 8
Und so stellen Sie Ihr tägliches, individuelles Aufgabenprogramm zusammen! 10
Einige Aufgabenvorschläge 11
Übungen aus dem Bereich Koordination 12
Übungen aus dem Bereich Beweglichkeit 52
Übungen aus dem Bereich Dehnung 97
Individuelles Aufgabenprotokoll 137
Verwendete Literatur 138
Der Autor 138

Zum Geleit

„Weiterhin die wirksamste Medizin ist die natürliche Heilkraft, die im Inneren eines jeden von uns liegt", sagte schon Hippokrates. Und um dies zu erreichen, verfolge ich in meiner Praxis ein ganzheitliches Prinzip und mobilisiere die Selbstheilungskräfte durch Balancierung des Energieungleichgewichtes. Dazu gehören selbstverständlich die Umstellung der Ernährung, des Lifestyles und eine gezielte Therapie bei fehlenden Vitaminen und Mikronährstoffen.

Ein nicht zu vernachlässigender Faktor ist dabei eine angemessene körperliche Aktivität. Diese muss dem jeweiligen Alter und den täglichen Möglichkeiten angepasst werden. Hierfür eignet sich hervorragend das tägliche, 15-minütige Aktivierungsprogramm des vorliegenden Buches „Fit & Vital in jedem Alter". Dabei werden vor allem die Bereiche Koordination, Beweglichkeit und Dehnfähigkeit angesprochen. Neben der Verbesserung der individuellen körperlichen Ausdauer und eines angepassten und moderaten Krafttrainings tragen diese maßgeblich zu einem persönlichen Wohlbefinden bei. Dies hat natürlich auch Auswirkungen auf unser Herz und indirekt auf unsere Seele. Wie sagte schon William Shakespeare? „Ein fröhliches Herz lebt am längsten". Und wir wissen ja, Körper, Geist und Seele sind eine unteilbare Einheit.

Nehmen Sie sich also täglich 15 Minuten Zeit und tun etwas Gutes für sich, Ihren Körper, Ihr Herz und Ihre Seele und steigern Sie gleichzeitig Ihre mentale und psychische Leistungskraft. Dies erkannte bereits Demokrit (459–370 v. Chr.) und meinte: „Da flehen die Menschen die Götter an um Gesundheit und wissen nicht, dass sie die Macht darüber selbst besitzen."

So wünsche ich dem Autor Klaus Moosmann, dass sein Werk eine große Zahl an interessierten Lesern findet und diese die Aufgaben in ihren Alltagsablauf aktiv integrieren.

Dr./Universität Novi Sad Zoltan Madjarevic
Privatarztpraxis Ravensburg

Widmung und Danksagung

An alle Menschen, die gesund bleiben beziehungsweise sich von einer schweren Erkrankung erholen möchten: Bleiben Sie mutig, konsequent und zuversichtlich.

Ein großes Dankeschön geht an Maximilian Schellhaase für die tolle Fotosession mit den Models Natalie Sajdak, Christine Strehle, Maximilian und Tim Schellhaase, Marlen, Doris und Klaus Moosmann.

Ebenso gilt der Dank Herrn Dr./Univ. Novi Sad Zoltan Madjarevic für das Geleitwort und Herrn Kaschinski für die Betreuung während der Entstehungs- und Endphase des Werkes.

Vorwort

„Fließendes Wasser fault nicht, Türangeln rosten nicht, das kommt von der Bewegung."

Dieses Zitat des chinesischen Philosophen Lü Buwei belegt, wie wichtig tägliche Bewegungseinheiten sind. So wissen wir ebenfalls, dass beispielsweise ein Bergbach im Vergleich zu einem Teich durch seine Fließgeschwindigkeit und den höheren Sauerstoffgehalt keinen Platz für Algen bietet, aber sehr wohl für Bachforellen und andere Lebewesen. Somit kann ein Bergbach im Vergleich zu einem Teich nie „sterben".

Und so sollen ab sofort einfache Bewegungsaufgaben, unabhängig vom Alter, in Ihrem Leben eine bedeutende Rolle spielen, sei es zu Hause, bei der Arbeit, im Urlaub oder auch auf geschäftlichen Reisen. Daneben sind eine gesunde Ernährung, das Vermeiden von negativem Stress, ausreichend Schlaf, genügend angepasstes Ausdauer- und Krafttraining, regelmäßige Vorsorgeuntersuchungen und ein intaktes Umfeld weitere wichtige Bausteine für Ihr Wohlbefinden.

Investieren Sie daher täglich mindestens 15 Minuten in Ihren Geist und Körper.

Je nach Bedarf und Befindlichkeit, kann die empfohlene Dauer variieren. Aber übernehmen Sie sich nicht gleich, sondern fangen Sie langsam an. Bauen Sie täglich zwei bis drei Übungen/Aufgaben aus den drei besonders wichtigen Bereichen **Koordination (K), Beweglichkeit (B) und Dehnfähigkeit (D)** in Ihren Alltag ein und führen diese in der angegebenen Reihenfolge aus. Sie werden schnell erleben, wie einfach, abwechslungsreich und gewinnbringend dies Ihr Leben zum Positiven verändern wird. Und wenn Sie ab und an als Motivationshilfe eine Abwechslung benötigen, nehmen Sie einen beliebigen, weichen Ball dazu.

Und für die Schule? Dort können Sie die Aufgaben ideal als aktive Erholungspause, zum Beispiel im Laufe einer Doppelstunde, einbauen. Und wenn die Schüler diese Aufgaben als Hausaufgabe vorbereiten und als „Hilfslehrkraft" beispielsweise zu zweit vorzeigen, werden alle begeistert sein.

Spezielle Aufgaben wie das „besondere" Zähneputzen oder Dehnaufgaben in anstrengenden und Stress auslösenden Alltagssituationen helfen Ihnen, sich zu entspannen. Ruhiges und bewusstes Ein- und längeres Ausatmen wirken sich ebenfalls positiv auf Ihren Geist und Körper aus. Dasselbe gilt bei längeren Sitzphasen (Auto, Zug ...). Mobilisieren Sie Ihre Muskeln, Gelenke und Sehnen mit einigen Aufgaben aus dem Bereich Beweglichkeit. Sie werden merken, wie gut das Ihnen tut.

Beginnen Sie jetzt mit dem ersten Schritt, seien Sie mutig und versuchen Sie es mit Ihrer ersten Einheit „Fit & Vital". Sie werden schnell die positiven Auswirkungen dieser Bewegungsaufgaben spüren.

Ich wünsche Ihnen viel Freude und Spaß dabei. Bleiben bzw. werden Sie gesund!

Ihr
Klaus Moosmann

Erläuterung der im Buch verwendeten Symbole

Angesprochene Körperregion

Ausgangsposition

Übungsbeschreibung

Wichtiger Hinweis

Tipps und mögliche Varianten

Was bedeuten eigentlich Koordination, Beweglichkeit und Dehnfähigkeit?

Nachfolgend finden Sie eine einfache und kurze Zusammenstellung der wichtigsten Fakten.

„**Koordination** ist eine sportmotorische Fähigkeit, die Sie sich so vorstellen können: Das Gehirn funktioniert wie ein Dirigent, die Nerven wie ein Taktstock und die Muskeln bilden das Orchester", erklärt Dali Bosnjakovic, Personal Trainer aus München. Dieses Zusammenspiel von Gehirn, Nervensystem und Muskeln bilden somit die Basis für alle Bewegungsabläufe in unserem Körper. Und dies ist in allen Lebenssituationen von Bedeutung, im Alltag wie auch im Sport. Wir bewegen uns effektiver, vermeiden Verletzungen und schonen unsere Gelenke. Aber nicht nur das. Ebenso werden unsere Gehirnzellen stimuliert, was einerseits zu kognitiv besseren Leistungen führt und andererseits unsere Konzentrations- und Aufmerksamkeitsfähigkeit verbessert.

Diese Fähigkeit kann man sich besonders gut und schnell in der Kindheit, im „goldenen" Lernalter von ungefähr 7–13 Jahren, aneignen. Darum sollten bereits in frühen Jahren altersentsprechende Reize gesetzt werden. Denken Sie nur an Ihre eigene Kindheit zurück oder beobachten Sie Kinder auf dem Spiel-, Sportplatz, im Kletterpark oder beim Einradfahren. Wer also früh koordinativ gut geschult wurde, profitiert auch noch im hohen Alter davon. Aber keine Angst, die koordinativen Fähigkeiten sind in jeder Altersstufe trainierbar und verbesserungsfähig – Sie benötigen nur mehr Zeit. Hier gilt besonders: Übung macht den Meister. Und wer dann noch beweglich ist und sich regelmäßig dehnt, dem gelingen die Aufgaben noch besser und schneller. Darum der „Dreiklang" in diesem Buch: Koordination, Beweglichkeit, Dehnfähigkeit.

Verschiedene Autoren unterscheiden 5 bis 7 koordinative Fähigkeiten. Für sie sind bei der Bewältigung der gestellten Aufgaben die Gleichgewichts-, Kopplungs- und Differenzierungsfähigkeit von besonderer Bedeutung. Die Rhythmus-, Orientierungs-, Umstellungs- und Reaktionsfähigkeit werden selbstverständlich teilweise ebenfalls mit geschult.

Dazu einige einfache Erklärungen
(aus SportPraxis 3+4/2010, Frentz/Moosmann: Ballorientierte Koordination):

1. **Orientierung:** Schnelle und zielgerichtete Wahrnehmung und Kontrolle eigener und fremder Körperbewegungen in Raum und Zeit.
2. **Differenzierung**: Feinabstimmung von Bewegungen durch Wahrnehmung von Dehnungs-, Spannungs- und Winkelveränderungen in Sehnen, Muskeln und Gelenken.
3. **Gleichgewicht**: Beibehaltung bzw. Wiederherstellung des statischen oder dynamischen Gleichgewichts während und nach Bewegungen.
4. **Reaktion**: Zweckmäßige Ausführung von motorischen Aktionen auf Grund von optischen, akustischen und taktilen Signalen.
5. **Rhythmus**: Motorische Umsetzung vorgegebener Rhythmen von innen oder außen.
6. **Umstellung/Anpassung**: Schnelle und angemessene Umstellung auf Grund von unvorhergesehenen Situationsveränderungen.
7. **Kopplung**: Verknüpfung mehrerer Aktionen oder Fertigkeiten zu einer komplexen zeitlichen, räumlichen und dynamischen Gesamtbewegung.

Koordinative Aufgaben erfordern geistige Frische und Fitness. Darum beginnen Sie Ihr tägliches Aufgabenprogramm bitte immer mit dem Bereich „Koordination".

Im sportmotorischen Sinne versteht man unter **Beweglichkeit** die Fähigkeit, Bewegungen mit großer Präzision und möglichst genau auszuführen. Diese individuelle Ausprägung der Schwingungsweite der Gelenke ist anatomisch-strukturell bedingt und von Gelenk zu Gelenk verschieden. Im Gegensatz zu den koordinativen Fähigkeiten ist Beweglichkeit deshalb nur beschränkt verbesserbar. Es geht hierbei um die Erhaltung bzw. Verbesserung des Bewegungsumfangs unserer Gelenke. Deshalb spricht man oft von Gelenkigkeit der individuellen Ausprägung der Schwingungsweite in den Gelenken. Eine entscheidende Rolle spielt dabei ebenfalls die Dehnfähigkeit des Körpers, was durch den Einsatz der täglichen Dehnaufgaben somit ideal unterstützt wird. Ihre sport- und alltagsmotorische Beweglichkeit hängt also in besonderem Maße von Ihrer Dehnfähigkeit und Ihrer Gelenkigkeit ab. Dadurch, dass unser Alltag immer mehr zu einer „Sitzwelt" geworden ist und bewusste Bewegungsanreize oft fehlen, kommt es zu Verspannungen und verkürzten Muskeln. Dies kann zu einer Steifheit in der Muskulatur führen. Zudem nehmen im Laufe des Lebens die Anzahl der Zellen und der elastischen Fasern ab. Mit der Folge, dass sich Ihre Beweglichkeit stark verringert. Durch regelmäßiges Mobilisieren und sinnvollem Belasten wird die Beweglichkeit der Gelenke verbessert und der Alterungsprozesse hinausgezögert. Dabei wird vermehrt „Gelenkschmiere" produziert und durch langsame und im vollen Umfang ausgeführte Aufgaben im ganzen Gelenk verteilt.

Einseitige Belastungen können zu Verkürzungen unserer Muskulatur führen. Die Folge sind leider oft Fehlbelastungen oder Ausweichbewegungen. Dies hat zwangsläufig Auswirkungen auf benachbarte Muskelgruppen, Bänder oder Sehnen. Darum sind regelmäßige Dehnübungen (dynamisch oder statisch) enorm wichtig, um die eigene **Dehnfähigkeit** in allen Altersgruppen zu verbessern bzw. zu erhalten. Und so ganz nebenbei wird zusätzlich die Beweglichkeit der Gelenke verbessert und bildet somit eine gelungene Verknüpfung zu den vorherigen Ausführungen.

Nachfolgend finden Sie vor allem Stretching-Aufgaben (statisches Dehnen), bei denen die Dehnposition über eine vorgegebene Zeit gehalten wird. Diese Endposition ist individuell verschieden und sollte schmerzfrei zu erreichen sein. Sie bewegen sich dazu langsam in Richtung Endstellung, ohne dabei zu wippen oder nachzufedern. Sobald Sie ein leichtes „Ziehen" verspüren, verharren Sie in dieser Position. Die Intensität des Dehnens bestimmen Sie also selbst! Da Stretching am besten mit einer aufgewärmten Muskulatur gelingt, steht dieser Aufgabenbereich am Ende unserer **„Fit & Vital-Trilogie"**.

Und so stellen Sie Ihr tägliches, individuelles Aufgabenprogramm zusammen!

Jeder der drei Aufgabenbereiche ist in zwei Farbkategorien (siehe Seitenmarkierung) aufgeteilt: gelb und hellblau. Beginnen Sie jede Übungsphase mit einer Aufgabe aus der Kategorie gelb. Anschließend wählen Sie eine Aufgabe aus dem Bereich hellblau aus. Dies ist wichtig, damit Sie möglichst viele verschiedene Muskel- und Gelenkgruppen ansprechen.

Sie starten aufgrund der benötigten Konzentrationsfähigkeit mit dem Bereich **K**oordination. Danach folgen die Aufgaben aus dem **B**eweglichkeitsbereich und den Abschluss bilden die **D**ehnaufgaben.

Bestimmte Aufgaben wie Zähneputzen, Finger- oder Kopfaufgaben können Sie zusätzlich im Laufe des Tages immer wieder anwenden. Hier gibt es kein zu viel! Denn „wer rastet, der rostet"!

Ebenso können Sie bestimmte Dehnaufgaben jederzeit für eine kurze Entspannung im Alltag einsetzen.

Achten Sie bei Ihrer täglichen Übungsphase auf **leichte** und **bequeme** Kleidung.

Starten Sie immer mit der „Grundaufgabe"! Ist diese für Sie zu einfach, dann steigern Sie die Wiederholungszahl bzw. die Anzahl der Sätze (früher: Serien) oder wählen eine Variationsaufgabe aus „Tipps und mögliche Varianten".

Vergessen Sie bitte nicht, immer wieder die beanspruchte Körperpartie zu lockern.

Falls Sie Zeit haben, dann stellen Sie sich bewusst auf Ihr Übungsprogramm mit folgender Atmungs-, Aufmerksamkeitsübung ein:

Setzen Sie sich entspannt mit aufrechtem Rücken auf einen Stuhl oder den Boden. Legen Sie in Brusthöhe die Fingerkuppen beider Hände aneinander und Ihre Ellenbogen zeigen nach außen. Schließen Sie die Augen und drücken Sie die Fingerkuppen leicht aneinander. Atmen Sie nun 10-mal ruhig und langsam durch die Nase ein und durch die Nase oder den Mund aus.

Beginnen Sie anschließend langsam Ihr zusammengestelltes Aufgabenprogramm mit den im Text angegebenen Wiederholungen.

Vergessen Sie nicht eine angemessene Pause nach jeder Wiederholungszahl (20–30 Sekunden) und jedem Satz (ca. 30–60 Sekunden).

Sie wollen nicht immer zählen? Dann atmen Sie kurz tief ein (1–2 Sekunden) und lang aus (4–8 Sekunden), sodass jeder Atemzug ungefähr 5–10 Sekunden entspricht! Sie werden schnell spüren, dass diese Atemkonzentration Ihrem Geist und Körper sehr guttut und Sie schneller und leichter vom Alltagsgeschehen abschalten und sich entspannen können.

Idealerweise führen Sie Ihre Aufgaben an einem ruhigen Ort aus, legen, falls notwendig, Ihre Yoga-Matte, Ihr Balance-Pad oder Ihren Ball bereit und schalten das Telefon bzw. Handy aus.

Führen Sie alle Aufgaben konzentriert und zu Beginn langsam aus.

Achten Sie dabei immer auf eine korrekte Ausführung der Aufgabe, atmen Sie bewusst langsam ein und etwas länger aus. Sie werden spüren, dass dabei sowohl die körperliche als auch die geistige und seelische Entspannung gefördert wird und so ganz nebenbei sich das allgemeine Wohlbefinden verbessert.

Notieren Sie am Ende eventuell Ihre Erfahrungen zu den Aufgaben, damit Sie bei einem späteren Wiedereinsatz wissen, auf was Sie besonders achten wollen.

Und schon kann es losgehen mit Ihrer ganz speziellen täglichen „Fitnessviertelstunde“. Gemeinsam begeben wir uns auf den Weg zu mehr **Vitalität**, **Wohlbefinden** und **Gesundheit**!

Einige Aufgabenvorschläge

Vorschlag	K	K	B	B	D	D
1	K3	K17	B4	B27	D1	D21
2	K6	K15	B16	B37	D6	D26
3 (mit Ball)	K14	K32	B20	B41	D17	D37
4	K9 Variation	K19	B10	B40	D5	D27
Oder wie wäre es im Bett, auf dem Sofa, ...						
5	K1 Variation	K26	B16	B26	D10	D28

Stellen Sie sich aufrecht hin, Beine schulterbreit und Arme hängen an den Seiten nach unten.

Marschieren Sie zu Beginn locker auf der Stelle und heben nach ca. 15 Sekunden das Bein („Knielift“) und den Gegenarm bis zur Waagerechten an. Marschieren Sie 30 Sekunden, legen eine kurze Pause ein und wiederholen dies 2-mal.
2–3 Wiederholungen mit 30–60 Sekunden Dauer und 2–3 Sätze.

- Achten Sie auf den gleichzeitigen Einsatz des Armes und Beines!
- Achten Sie auf Ihre gleichmäßige Atmung!

- Variieren Sie Ihr Tempo.
- Klatschen Sie jedes Mal unter dem „Knielift“ mit den Händen.
- Stellen Sie sich auf ein Kissen, ein Balance Pad.

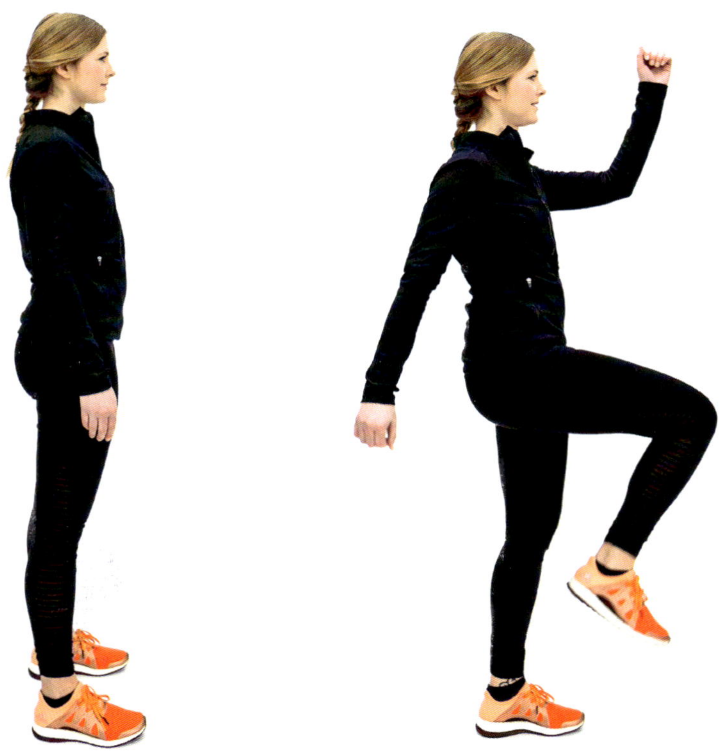

Stellen Sie sich aufrecht hin, Beine hüftbreit und Arme hängen locker nach unten.

Hüpfen Sie locker auf den Fersen kurz auf und ab. Ihre Arme schwingen gegengleich mit („Sprintdrill"). 1 Minute üben und anschließend kurze Pause.
1–3 Minuten und 2–3 Sätze.

Achten Sie auf eine gute und aufrechte Körperspannung, Gesäßmuskeln angespannt!

Erhöhen Sie Ihr Tempo.

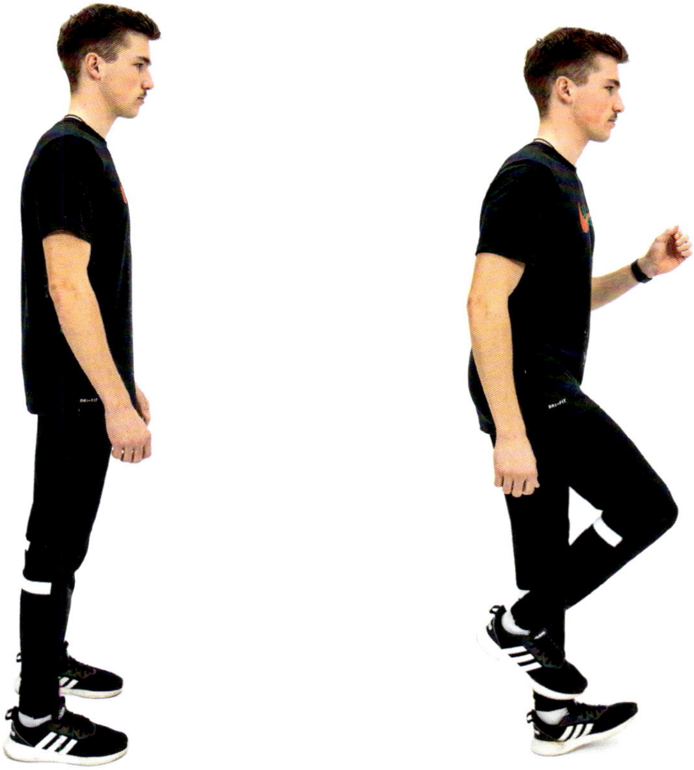

Stellen Sie sich aufrecht hin, Beine hüftbreit und Arme hängen locker nach unten.

Heben Sie das rechte Bein gebeugt ab und tippen mit der linken Hand auf das rechte Knie. Danach setzen Sie das Bein wieder ab und senken den Arm. Führen Sie dasselbe auf der anderen Seite aus (linkes Bein hoch, rechte Hand tippt). 20 Wiederholungen und anschließend kurze Pause.
20–30 Wiederholungen und 2–3 Sätze.

Leichte Rumpfspannung hilft!

- Dasselbe hinter dem Körper „Schuhplattler". Fuß und Hand berühren sich in Gesäßhöhe.
- Rechtes Bein anheben und mit der linken Hand leicht auf die Brust klopfen („Napoleon").
- Stellen Sie sich mit dem Standbein auf ein Kissen, ein Balance Pad.

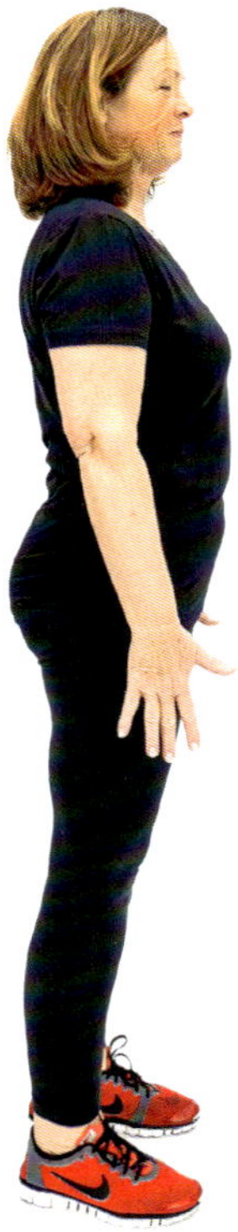

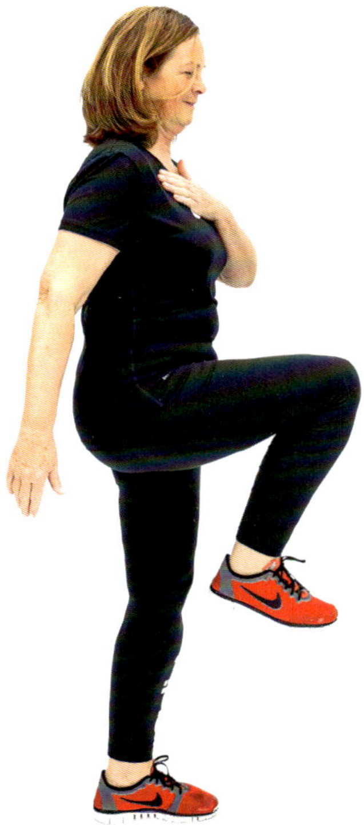

Stellen Sie sich aufrecht hin, Beine hüftbreit und Arme hängen locker nach unten.

Heben Sie dynamisch Ihren rechten Oberschenkel möglichst weit nach oben und ebenso gleichzeitig Ihren linken Unterarm („Sprinthaltung"). Kurze Standpause. Führen Sie anschließend dasselbe gegengleich aus. 1 Minute üben und anschließend kurze Pause.
1–3 Minuten und 2–3 Sätze.

- Achten Sie auf eine gute und aufrechte Körperspannung, Gesäßmuskeln angespannt!
- Standbein gestreckt!
- Finger gespreizt!

Erhöhen Sie Ihr Tempo.

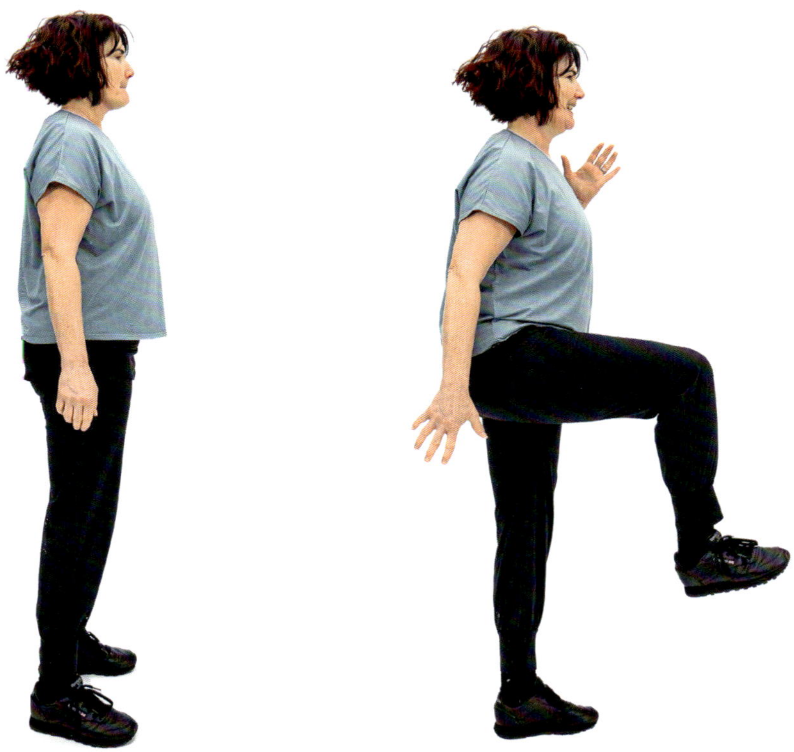

Stellen Sie sich locker hüpfbreit hin.

Kreisen Sie mit dem linken Arm nach vorne und gleichzeitig mit dem rechten nach hinten. Führen Sie fünf Kreise aus, bevor Sie die Richtung ändern. Danach pausieren Sie kurz und wiederholen die Aufgabe in umgekehrter Richtung.
3–5 Wiederholungen und 2–3 Sätze.

Achten Sie auf gestreckte Arme!

- Variieren Sie Ihr Tempo.
- Führen Sie die Aufgabe im Einstand aus und/oder einer weichen Unterlage (Kissen, Balance Pad).
- Kreisen Sie die Arme in derselben Richtung.
- Heben Sie Ihre Knie gleichzeitig abwechselnd nach oben.

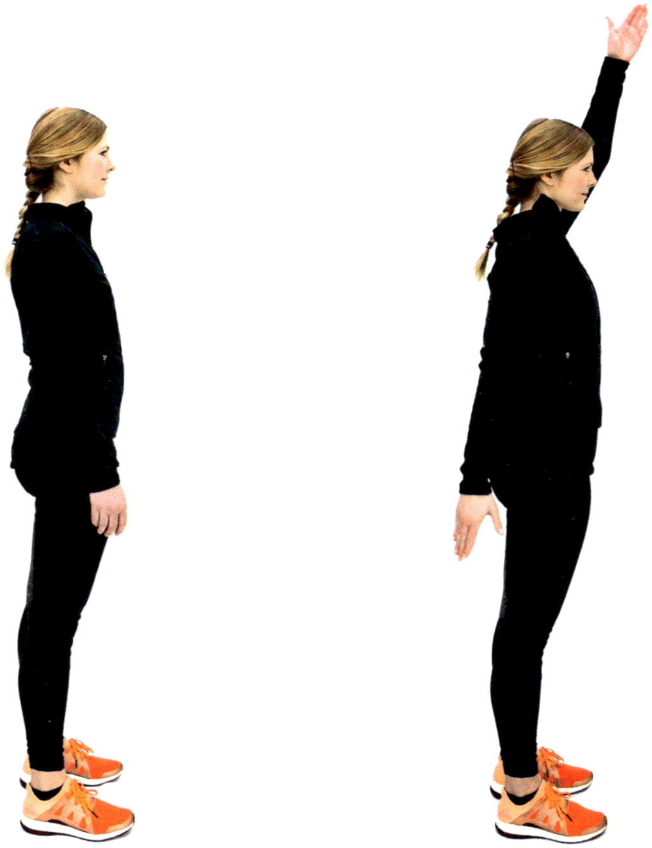

Stellen Sie sich aufrecht mit geschlossenen Beinen hin.

Führen Sie Seilspringen ohne Seil aus. Kreisen Sie dazu beide Arme kreisförmig auf der Seite und springen jedes Mal kurz hoch, wenn die Hände unten sind („Seildurchschlag"). Springen Sie 60 Sekunden und pausieren danach kurz. Dann wiederholen Sie das Ganze noch 2-mal.
3–5 Wiederholungen und 2–3 Sätze.

- Achten Sie auf eine gleichmäßige Atmung!
- Springen Sie zu Beginn nicht zu hoch!

- Variieren Sie die Schwunggeschwindigkeit.
- Arme kreisen rückwärts.
- Hüpfen Sie nur auf den Zehenspitzen.
- Hüpfen Sie auf einem Bein.
- Hüpfen Sie mit geschlossenen Augen.
- Stellen Sie sich auf eine weiche Unterlage (Kissen, Balance Pad, ...).

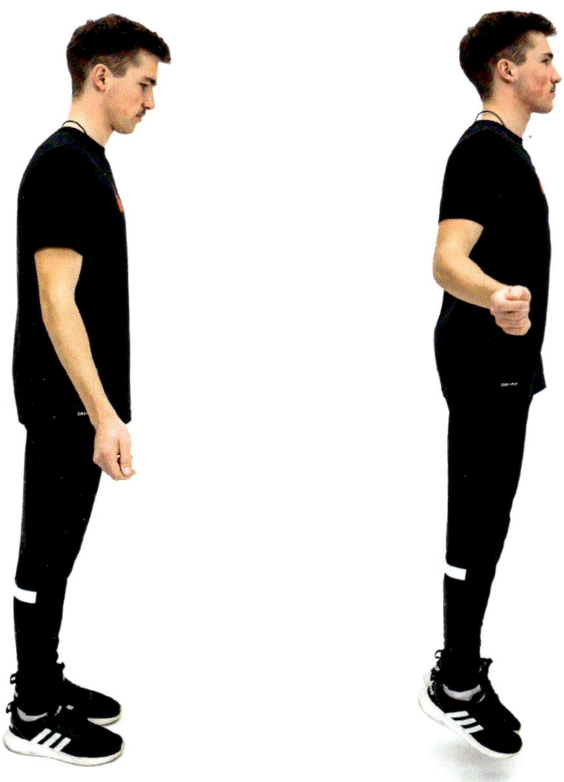

Stellen Sie sich aufrecht hin, Beine hüftbreit und Arme hängen locker nach unten.

Heben Sie das rechte Bein gebeugt möglichst weit nach oben ab, strecken den Unterschenkel weit nach vorne und setzen den Fuß dynamisch auf den Boden. Ihr linker Arm unterstützt diese Bewegung, indem er gleichzeitig mit dem Anheben des Oberschenkels ebenfalls abgewinkelt angehoben wird („Storchengang"). Dasselbe führen Sie anschließend gegengleich aus. 6 Wiederholungen und anschließend kurze Pause. Drehen Sie sich um und führen die Aufgabe auf dem „Rückweg" erneut aus.
12–41 Wiederholungen und 2–3 Sätze!

Achten Sie auf eine passende „Laufstrecke"!

Führen Sie die Aufgabe schneller aus.

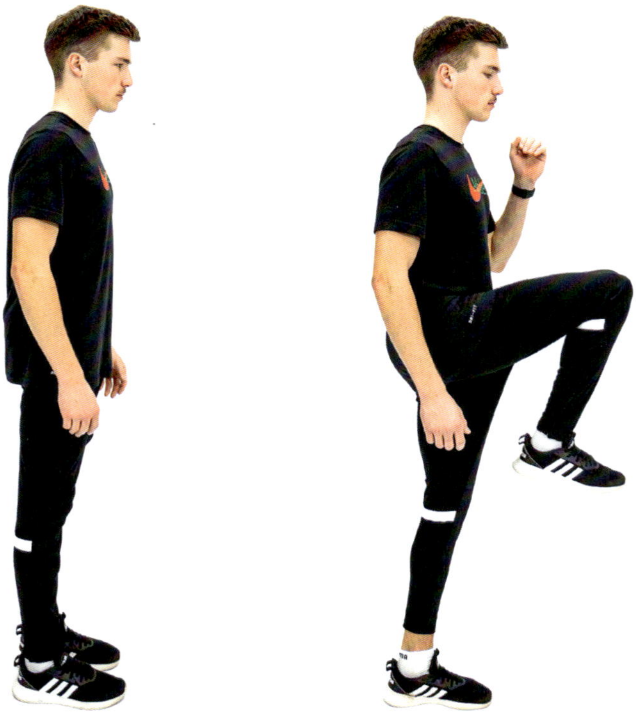

Stellen Sie sich aufrecht hin, Beine geschlossen und Arme hängen locker nach unten.

Setzen Sie das linke Bein nach links ab und führen das rechte, ohne es aufzustellen, dazu. Dann bewegen Sie Ihr rechtes Bein nach rechts, stellen es ab und ziehen das linke heran. Anschließend dasselbe wieder nach rechts usw. („Side to side"). Die Arme unterstützen kraftvoll die Bewegungsausführung. 30 Sekunden Dauer und anschließend kurze Pause. Wiederholen Sie das Ganze 2-mal.
2–3 Wiederholungen mit 30–60 Sekunden Dauer und 2–3 Sätze.

- Achten Sie auf eine aufrechte Haltung und spannen Sie den Bauch leicht an!
- Achten Sie auf den aktiven Einsatz der Arme!

- Ihr Nachziehbein tippt 2-mal auf den Boden, bevor es zur anderen Seite geführt wird.
- Ihre Arme schwingen nach hinten.
- Sie kreisen Ihre Arme.
- Variieren Sie Ihr Tempo.
- Stellen Sie sich auf eine weiche Unterlage (Kissen, Balance Pad...)

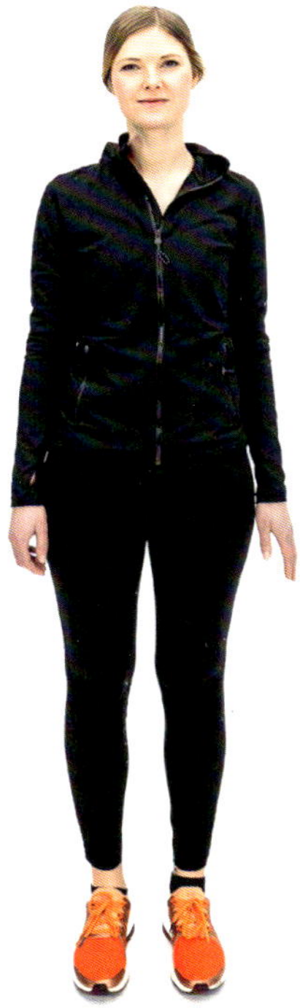

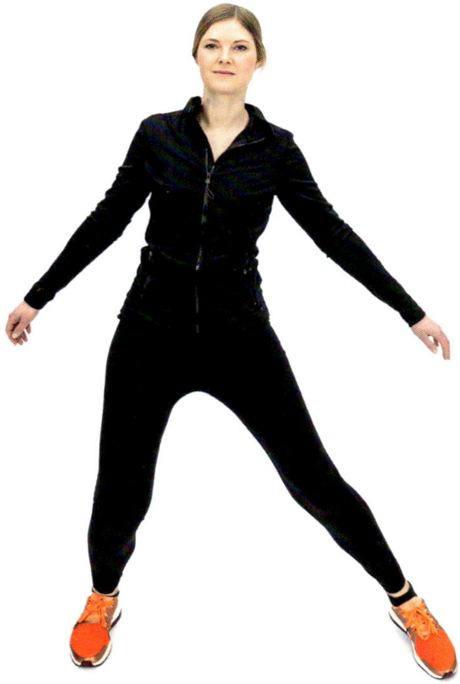

Stellen Sie sich aufrecht hin, Beine schulterbreit und Arme hängen an den Seiten nach unten.

Heben Sie aus der Ausgangstellung Ihr Bein nach oben und führen gleichzeitig Ihren entgegengesetzten, angewinkelten Arm zum Knie. Kurzer Touch „Knie – Ellbogen" und dann zurück zur Ausgangsstellung und dasselbe gegengleich ausführen. Führen Sie die Aufgabe für 30 Sekunden aus, legen eine kurze Pause ein und wiederholen dies 2-mal.
2–3 Wiederholungen mit 30–60 Sekunden Dauer und 2–3 Sätze.

Achten Sie auf Ihre gleichmäßige Atmung!

- Variieren Sie Ihr Tempo.
- Bewegen Sie Ihren Arm nur angewinkelt nach vorne oben.
- Stellen Sie sich auf ein Kissen, ein Balance Pad.

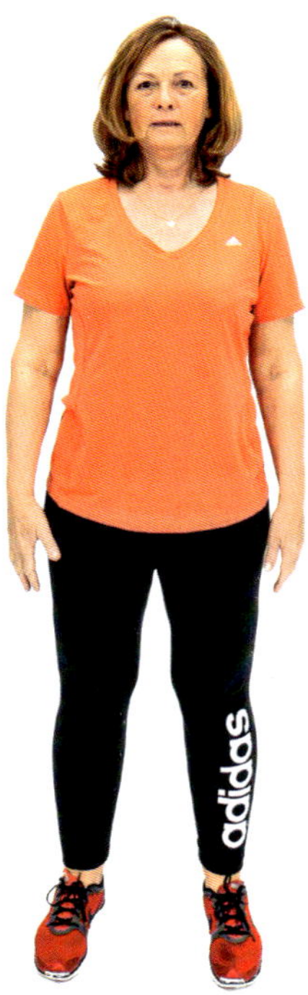

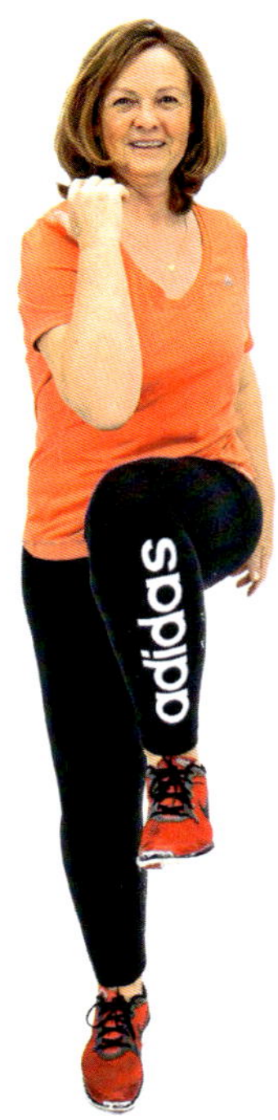

Putzen Sie Ihre Zähne doch einmal so!

Vorgeschlagene Putzdauer beträgt ja bekanntlich 2 Minuten.
Dies bedeutet für Sie: Die ersten 30 Sekunden stehen Sie auf dem rechten Bein und winkeln das linke leicht an, dann 30 Sekunden auf dem linken Bein... und putzen dabei konzentriert die Zähne.
Jeweils 2 x pro Seite!

Halten Sie sich evtl. am Anfang mit einer Hand fest!

- Mit angespannter Bauchmuskulatur geht es leichter.
- Heben und beugen Sie das angewinkelte Bein zusätzlich an.
- Putzen Sie mit der anderen Hand.
- Versuchen Sie es mit geschlossenen Augen!
- Stellen Sie sich mit beiden Füßen auf die Zehenspitzen.

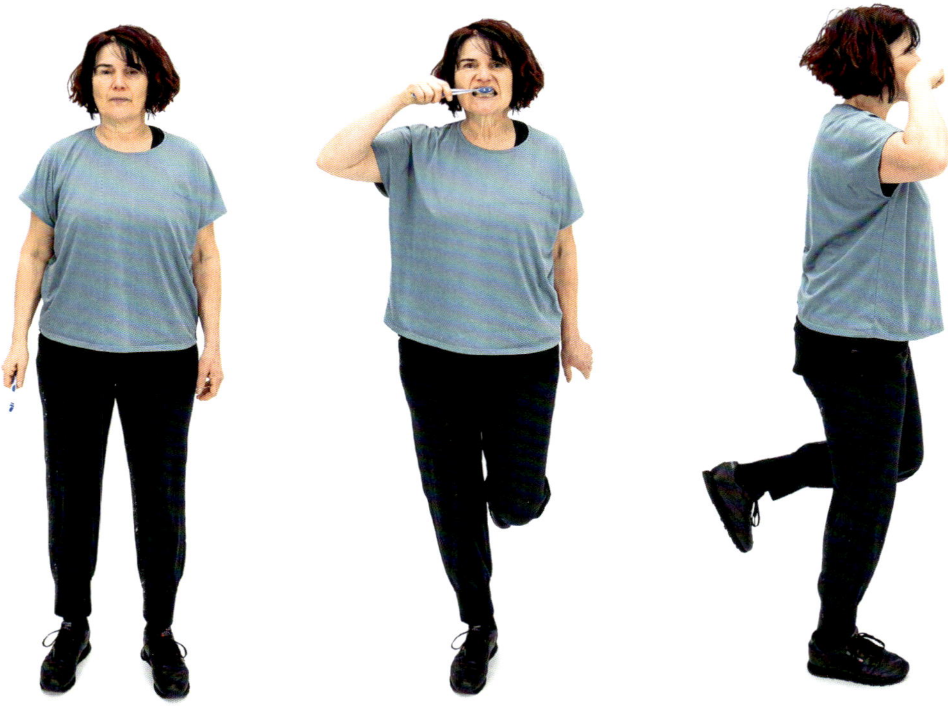

Stellen Sie sich aufrecht hin, Beine schulterbreit und Arme sind leicht gebeugt waagerecht nach vorne ausgestreckt.

Heben Sie das rechte Bein gebeugt ab und versuchen Sie mit Ihrem Knie Ihre rechte Hand zu berühren. Danach setzen Sie das Bein wieder ab und wiederholen 3-mal die Aufgabe mit demselben Bein. Führen Sie anschließend die Aufgabe mit dem anderen Bein aus. 12 Wiederholungen und anschließend kurze Pause.
12–21 Wiederholungen und 2–3 Sätze.

Verlagern Sie zu Beginn der Aufgabe das Gewicht auf das Standbein!

- Halten Sie sich bei Bedarf mit einer Hand fest.
- Stellen Sie sich auf ein Kissen, ein Balance Pad.
- Halten Sie Ihre Arme höher.

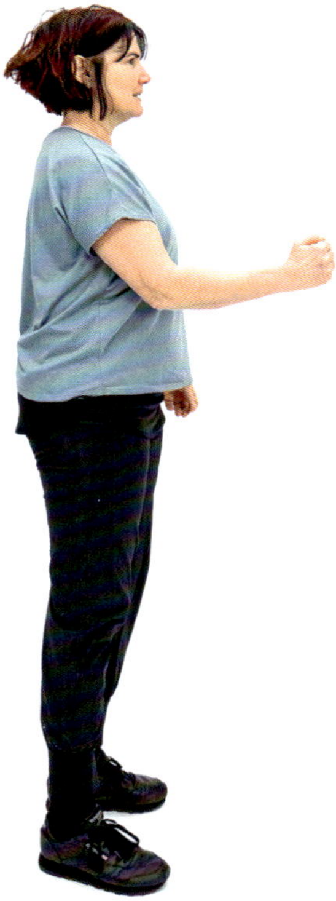

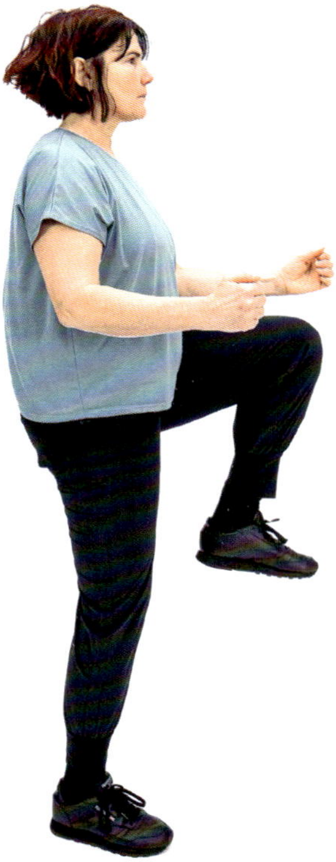

Stellen Sie sich aufrecht hin und legen den Ball vor sich auf den Boden.

Spielen Sie nun diesen mit dem rechten Fuß leicht nach vorn und ziehen ihn mit der Sohle wieder zurück. Dies versuchen Sie 5-mal, bevor die gleiche Aufgabe mit dem linken Fuß an der Reihe ist.
5–10 Wiederholungen und 2–3 Sätze.

- Spielen Sie den Ball mit durchgestrecktem Fuß (Spann)!
- Tänzeln Sie bei der Ausführung der Aufgabe leicht auf der Stelle!

Mit rechtem Fuß nach vorne spielen, mit der Sohle zurück und dann sofort dasselbe mit dem linken Fuß usw.

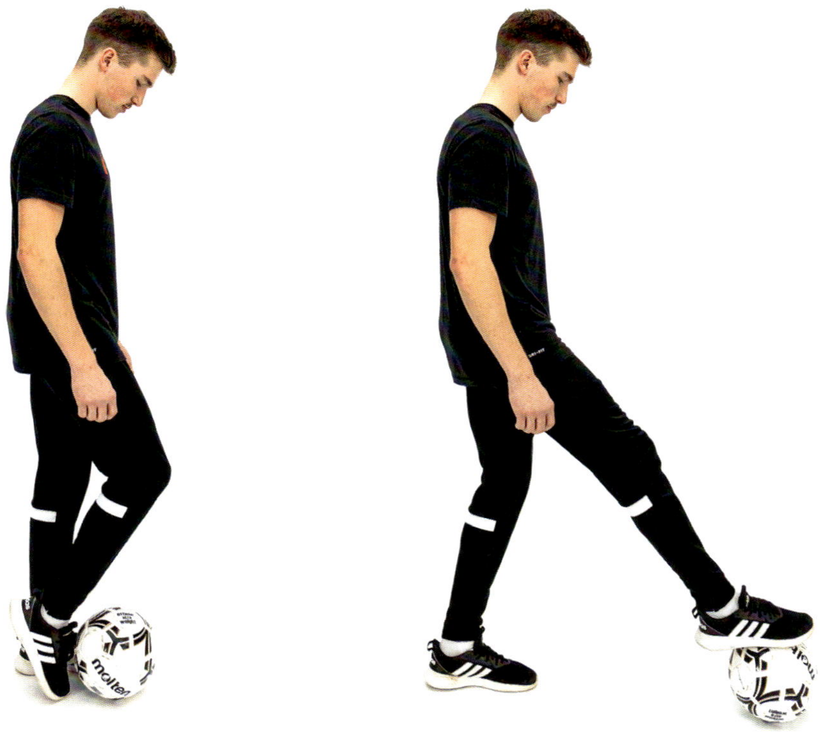

Stellen Sie sich locker hin und halten den Ball in Vorhalte in den Händen.

Lassen Sie den Ball fallen und spielen diesen mit dem rechten Fuß („Spann“) wieder hoch und fangen ihn auf. 5 Wiederholungen, anschließend kurze Pause und dann Beinwechsel. Tänzeln Sie dabei locker mit den Füßen.
5–10 Wiederholungen und 2–3 Sätze.

Drücken Sie Ihren Fuß ganz durch!

- Anfangs nicht zu hochspielen.
- Laufender Beinwechsel, links – rechts – links, ...
- Ball ohne ihn aufzufangen wieder hochspielen.
- Ball hochspielen, mit dem Kopf spielen und dann auffangen.

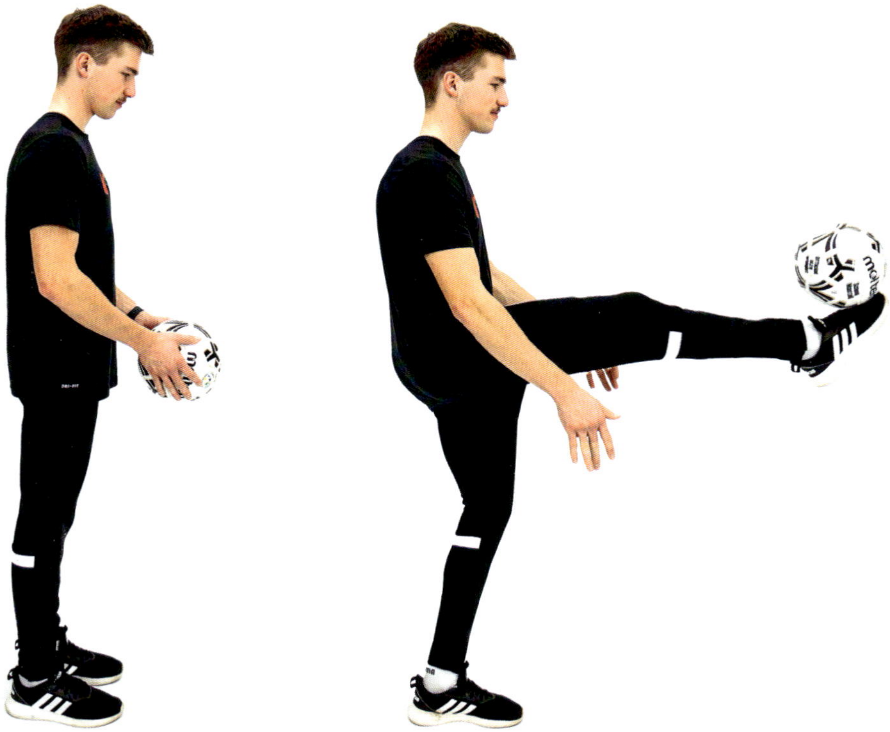

Stellen Sie sich locker hin und halten einen kleinen Ball („Wutball“, Tennisball, ...) in den Händen.

Gehen Sie langsam auf der Stelle und werfen gleichzeitig mit einer Hand den Ball über Kopfhöhe hoch und fangen diesen mit derselben Hand wieder auf. Nach 15 Wiederholungen wechseln Sie die Hand.
15–20 Wiederholungen und 2–3 Sätze.

Schauen Sie auf den Ball!

- Spielen Sie anfangs nicht zu.
- Stehen Sie nur auf einem Bein.

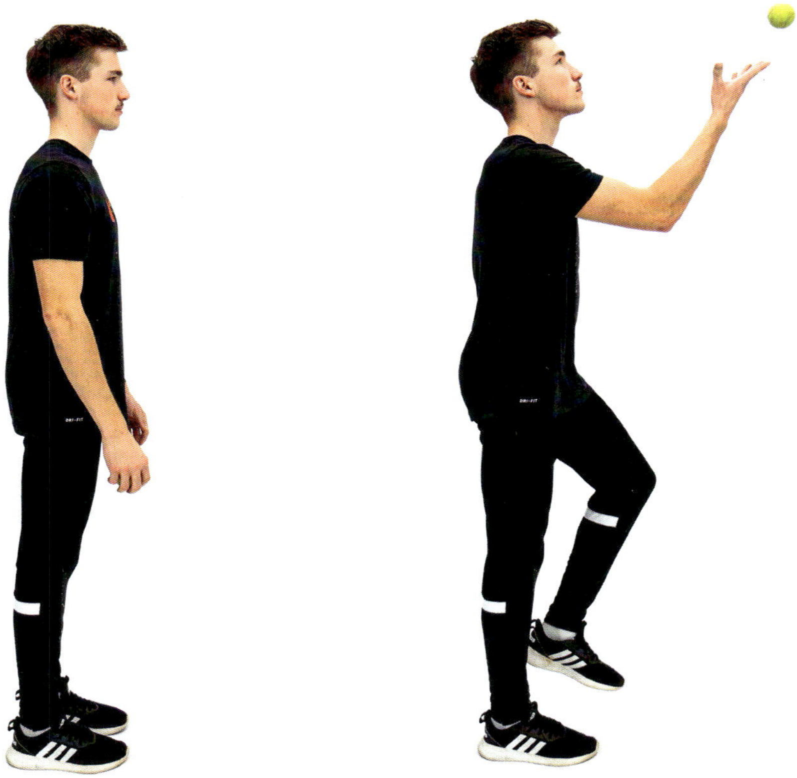

Legen Sie sich in Bauchlage auf eine weiche Unterlage (Teppich, Yoga-, Gymnastikmatte).

Heben Sie beide Hände und Beine leicht an. Anschließend bewegen Sie die rechte Hand und das linke Bein ca. 5–10 cm weiter nach oben und wieder zurück, dann die linke Hand und das rechte Bein usw. Wiederholen Sie das Ganze noch 5-mal. Anschließend ablegen und entspannt atmen, bevor Sie die Aufgabe wiederholen.
2–3 Sätze mit je 5–10 Wiederholungen.

- Ihr Kopf ist nur ganz leicht angehoben!
- Atmen nicht vergessen!
- Legen Sie Ihre Beine und Arme erst am Ende der ganzen Wiederholungszahl ab!

- Verharren Sie kurz in der Endposition.
- Beginnen Sie mit den Beinen und Händen auf dem Boden liegend.
- Erhöhen Sie die Wechselgeschwindigkeit.
- Cross-Cowl-Bewegungen schulen gezielt beide Gehirnhälften.
- Heben Sie die Arme seitlich ab.

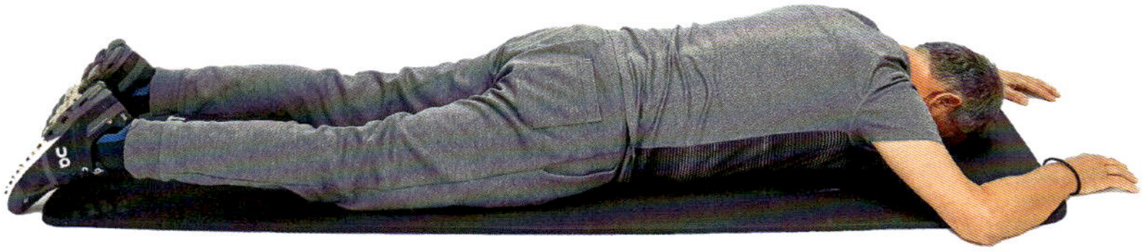

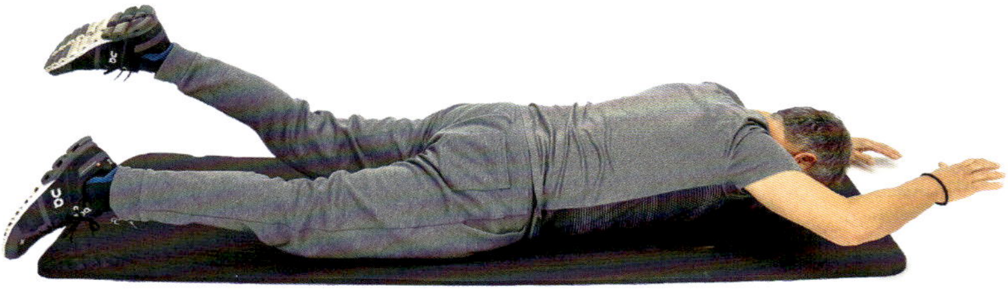

Stellen Sie sich locker hin.

Heben Sie ein Bein bis auf Hüfthöhe und stehen für 20–30 Sekunden ruhig auf dem anderen Bein („Einbeinstand"), bevor Sie das nach oben angewinkelte Bein wieder abstellen. Führen Sie die Aufgabe 3-mal aus, bevor Sie das Bein wechseln und anschließend eine kurze Pause einlegen.
3–5 Wiederholungen je Bein und 2–3 Sätze.

Schauen Sie geradeaus!

- Wechseln Sie jedes Mal das Bein.
- Strecken Sie gleichzeitig Ihren Gegenarm nach oben (linkes Knie hoch, rechter Arm hochstrecken).
- Legen Sie eine weiche Unterlage (gefaltetes Handtuch, Wackelmatte, Balance Pad, ...) unter Ihr Standbein.
- Prellen Sie gleichzeitig einen Ball.
- Winkeln Sie Ihr Bein nicht nach oben ab, sondern stellen dieses mit dem Fuß gegen den Unter- bzw. Oberschenkel des anderen Beines.
- Beschreiben Sie mit Ihrem Unterschenkel Kreise und halten dabei das Knie ruhig.

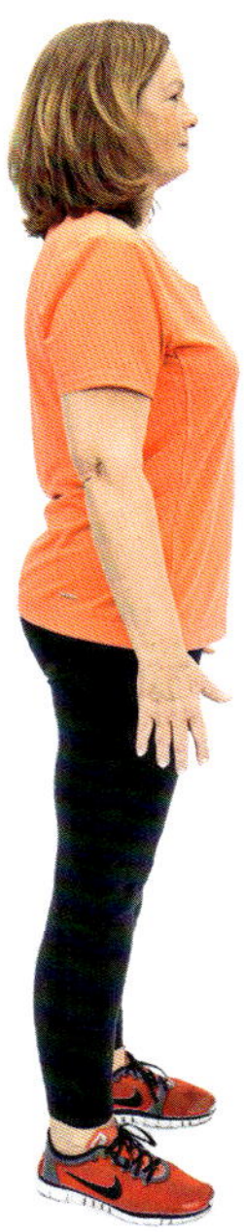

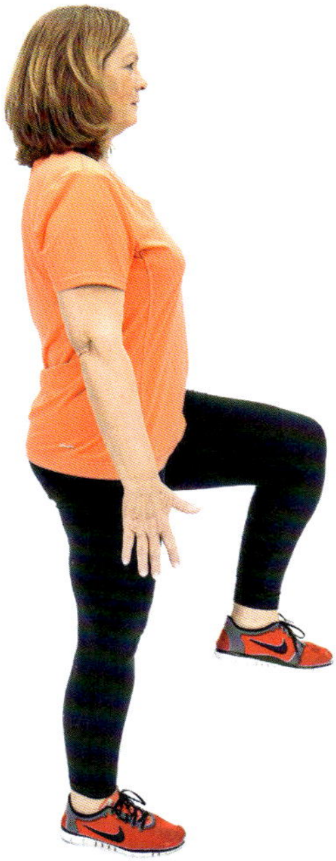

Stellen Sie sich locker hin.

Stellen Sie sich auf ein Bein, heben das andere gestreckt nach hinten ab, kippen gleichzeitig Ihren Oberkörper nach vorne ab und strecken die Arme nach vorne („Standwaage"). Bleiben Sie für 20–30 Sekunden in dieser Position. Anschließend Beinwechsel und nach einer kurzen Pause wiederholen Sie die Aufgabe.
3–5 Wiederholungen je Bein und 2–3 Sätze.

Ihre Hüfte bleibt stabil, Bein und Oberkörper bilden eine waagerechte Linie!

- Wechseln Sie nicht jedes Mal das Bein.
- Drehen Sie die Fußspitze des angehobenen Beines nach innen.
- Legen Sie eine weiche Unterlage (gefaltetes Handtuch, Wackelmatte, Balance Pad, ...) unter Ihr Standbein.
- Heben Sie Ihr Bein weiter hoch und senken den Arm entsprechend nach unten („Schiefe Standwaage").

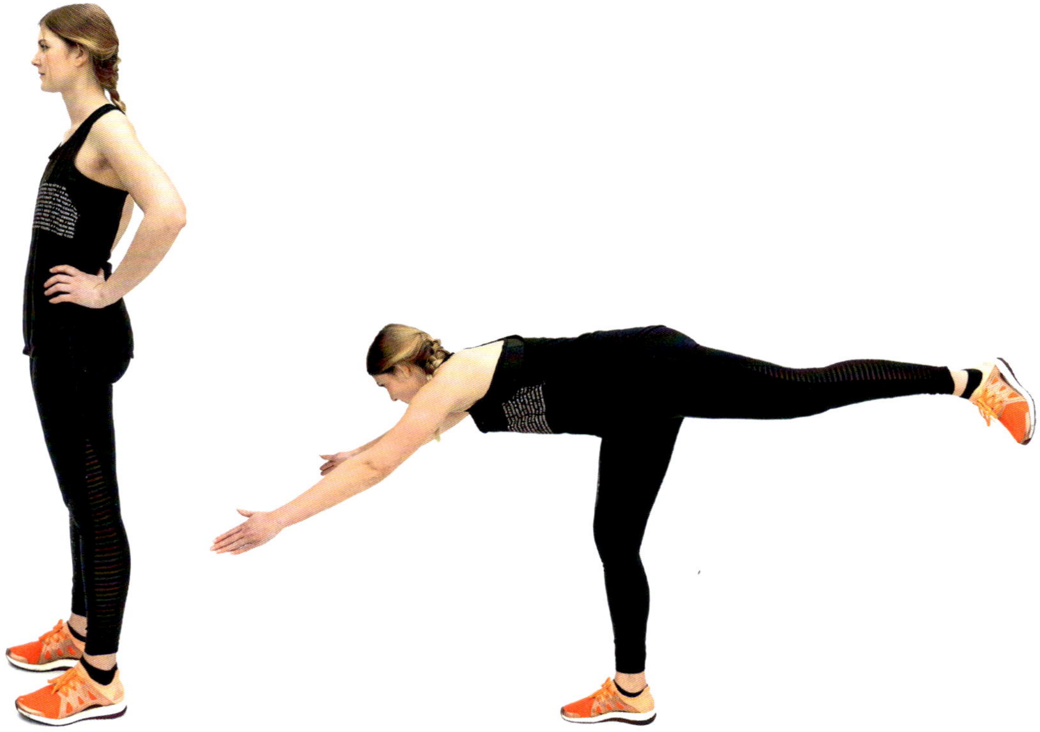

Stellen Sie sich locker vor eine Fliesenfuge, einen Teppichrand, eine Schnur oder ein Seil hin.

Setzen Sie ein Fuß vor den anderen und „balancieren“ Sie über die Fuge. Nach ca. 1 m drehen Sie sich schwungvoll um und balancieren zurück zur Ausgangsposition. ***3–5 Wiederholungen und 2–3 Sätze.***

Schauen Sie geradeaus!

- Führen Sie die Aufgabe im Zehenspitzengang, Fersengang durch.
- Kreisen Sie zusätzlich mit den Armen.
- Balancieren Sie auf einer Bordsteinkante, ...

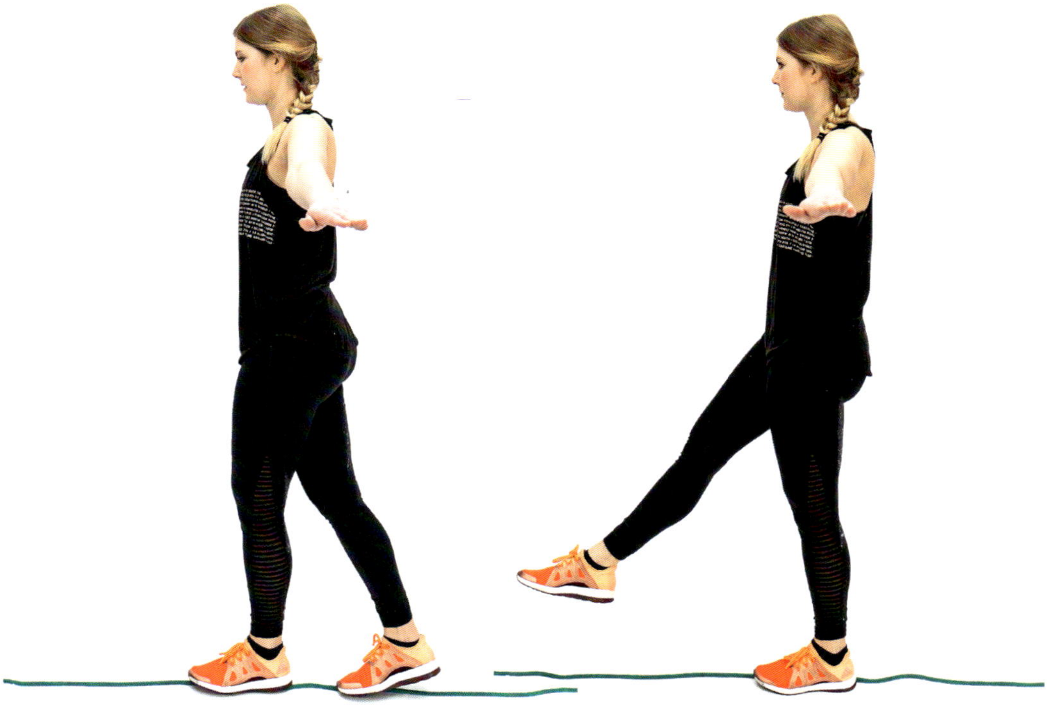

Setzen Sie sich auf eine Yoga-, Gymnastikmatte, einen Teppich.

Strecken Sie beide Beine nach vorne oben und beide Arme nach hinten oben. Halten Sie das Gleichgewicht/die Balance für 10 Sekunden. Anschließend kurze Pause und dann beginnen Sie noch 2-mal von vorne.
3–5 Wiederholungen und 2–3 Sätze.

Atmen Sie ruhig ein und aus – Atem nicht anhalten!

- Schaukeln Sie in Ihrer „Sitzwaage".
- Bewegen Sie Ihr rechtes Bein und Ihren linken Arm leicht nach oben. Anschließend sofort dasselbe mit dem linken Bein und rechten Arm.

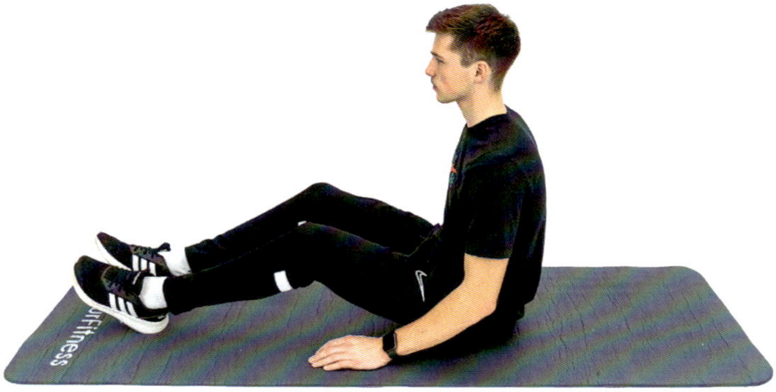

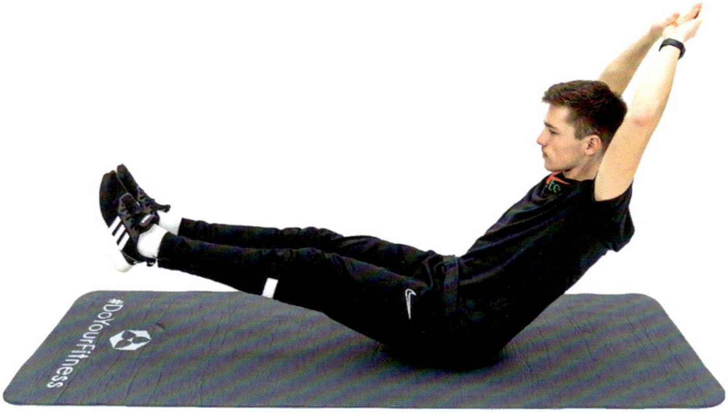

Stellen Sie sich aufrecht mit geschlossenen Beinen hin.

Führen Sie nun beide Arme nach oben, die Fingerspitzen berühren sich und bilden ein Dach. Stellen Sie sich vor, dass Sie ein Baum sind, der verschieden starken Winden aus verschiedenen Richtungen ausgesetzt ist und bewegen Sie sich folglich nach links, rechts, vorne oder hinten. Spielen Sie 30 Sekunden mit dem Wind und pausieren danach kurz. Dann wiederholen Sie das Ganze noch 2-mal.
3–5 Wiederholungen und 2–3 Sätze.

Achten Sie auf eine gleichmäßige Atmung!

- Variieren Sie die Windstärke.
- Schließen Sie Ihre Augen („Nachtsturm“).
- Führen Sie die Aufgabe im Einstand aus und/oder auf einer weichen Unterlage (Kissen, Balance Pad).
- Beginnen Sie im Einstand und den Händen in Bauchnähe. Führen Sie nun die Hände nach oben und schließen die Baumkrone.

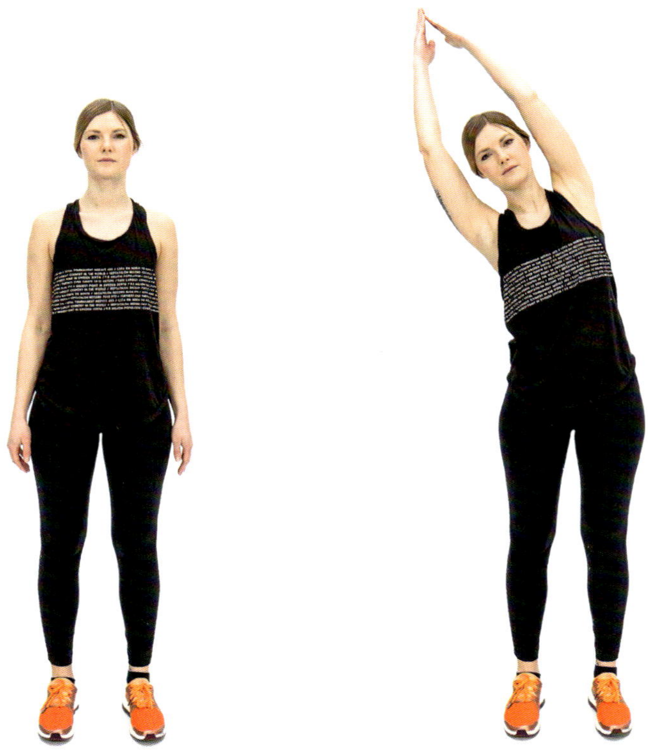

Knien Sie sich auf eine weiche Unterlage (Yoga-, Gymnastikmatte, einen Teppich).

Aus der Bankstellung (Knie und Hände stützen auf dem Boden ab) heraus heben Sie langsam Ihr rechtes Bein und Ihren linken Arm jeweils bis zur Waagerechten gestreckt nach oben. Halten Sie die Position für einige Sekunden und lösen anschließend die Spannung wieder auf und gehen in die Ausgangsposition zurück. Wiederholen Sie die Aufgabe mit dem anderen Bein und dem anderen Arm. 5 Wiederholungen auf jeder Seite, anschließend kurze Pause.
2–3 Sätze und 5–7 Wiederholungen.

- Atmen Sie ruhig ein und aus – Atem nicht anhalten!
- Spannen Sie Ihren Gesäßmuskel!
- Arm und Bein bilden eine Linie und sind nicht über Rumpfhöhe angehoben!
- Schauen Sie nach vorne!

- Lassen Sie die richtige Position gerne von einem Beobachter überprüfen oder üben Sie anfangs vor einem Spiegel.
- Führen Sie Hand und Knie am Ende der Aufgabe unter Ihren Körper zusammen und stellen diese erst dann auf dem Boden ab.

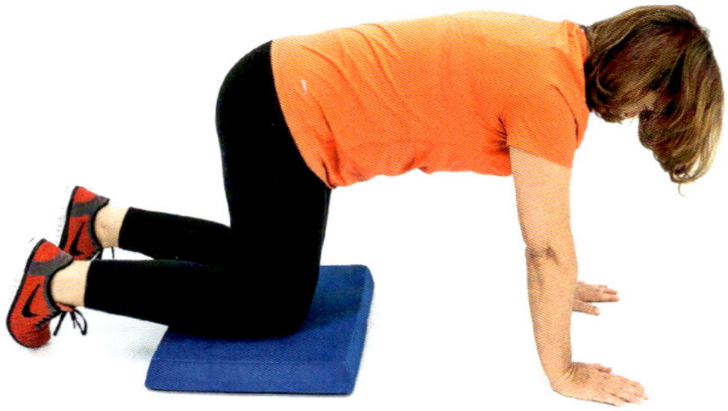

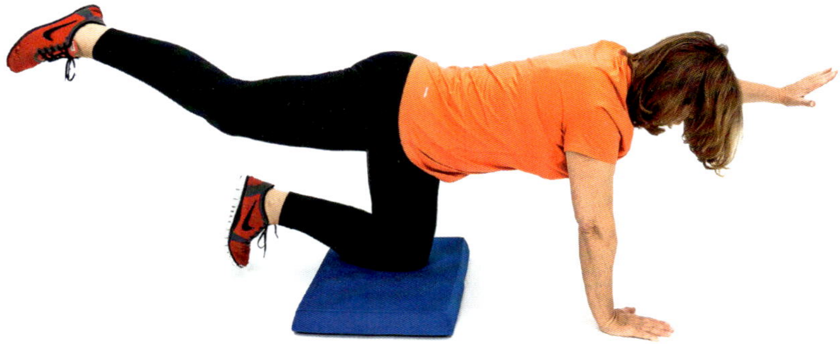

Setzen Sie sich auf eine weiche Unterlage (Yoga-, Gymnastikmatte, einen Teppich).

Strecken Sie beide Beine nach vorne, heben das linke Bein leicht an und berühren mit der rechten Hand die Zehenspitzen. Anschließend zurück in die Ausgangsposition und dasselbe mit dem anderen Bein und der anderen Hand.
10–20 Wiederholungen und 2–3 Sätze.

- Führen Sie die Aufgabe langsam aus!
- Gehen Sie immer wieder in die Ausgangsposition zurück (Oberkörper aufrecht)!

Vereinfachen Sie die Aufgabe, indem Sie nur die Knöchel berühren.

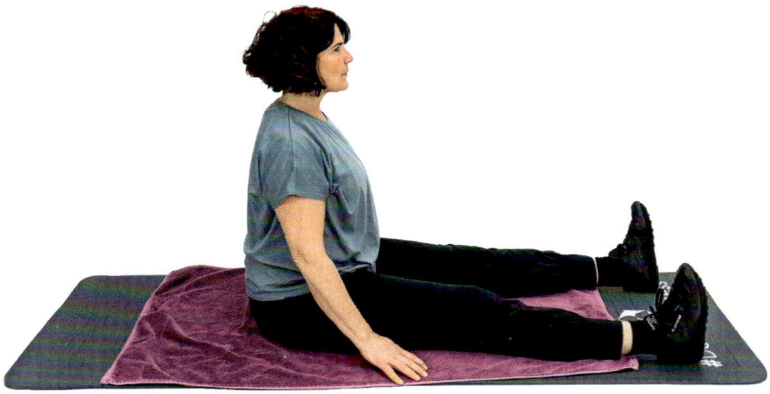

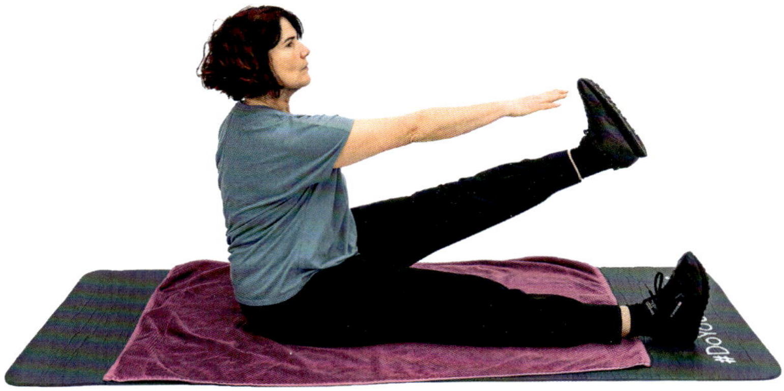

Stellen Sie sich aufrecht mit geschlossenen Beinen im Abstand 50–100 cm vor ein Kissen, Balance Pad.

Führen Sie einen Sprung auf das Kissen/Balance Pad aus, landen aber nur auf einem Bein und halten diese Stellung für 5 Sekunden. Anschließend gehen Sie zurück in die Ausgangsposition und landen bei der zweiten Wiederholung nach dem Sprung auf dem anderen Bein. 10 Wiederholungen, dann kurze Pause.
10–20 Wiederholungen und 2–3 Sätze.

Wählen Sie einen passenden Abstand, damit eine sichere Landung möglich ist!

- Gehen Sie nach der Landung in den Einbeinstand.
- Schwingen Sie bewusst Ihre Arme beim Absprung von hinten nach vorne.

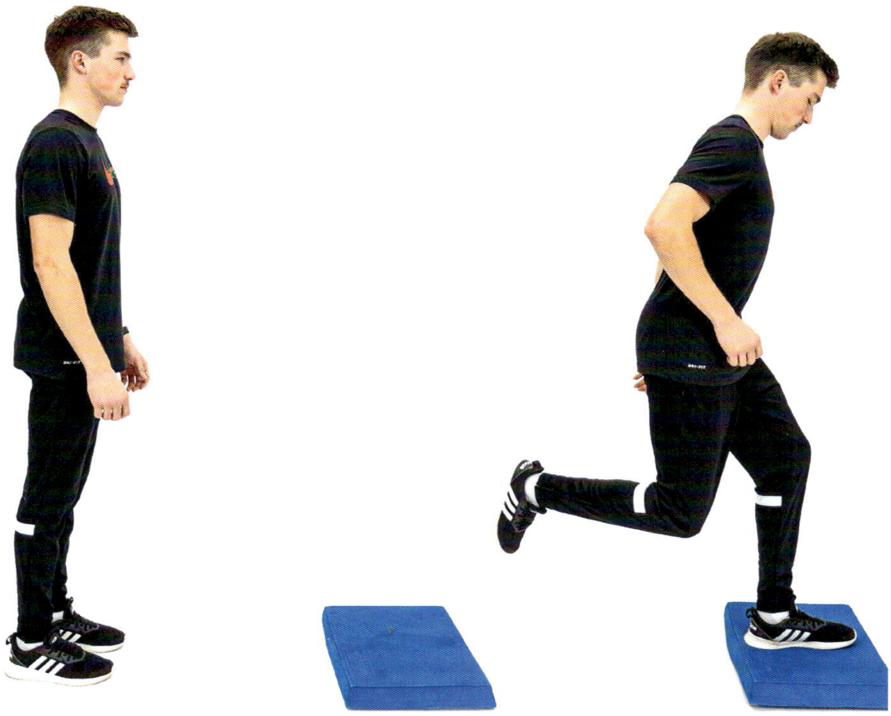

Stellen Sie sich aufrecht mit hüftbreiten Beinen hin. Ihre Arme stützen leicht oberhalb der Hüfte.

Heben Sie Ihr linkes Bein vorsichtig nach hinten ab und senken gleichzeitig Ihren Oberkörper nach vorn ab, bis Bein und Oberkörper eine Linie bilden. Der linke Arm hängt locker nach vorn unten und die Fingerspitzen zeigen zum Boden. Verharren Sie in dieser Position für 3–5 Sekunden. Führe Sie dann das Bein, ohne es abzustellen, in die Ausgangsposition zurück und ziehen es vor dem Abstellen nach vorne oben. Jetzt kehren Sie zur Ausgangsposition zurück und stellen das Bein ab. Wiederholen Sie diese Aufgabe noch 2-mal. Dann führen Sie die Aufgabe gegengleich durch.
6–10 Wiederholungen und 2–3 Sätze.

- Führen Sie die Bewegung kontrolliert und langsam aus!
- Atmen Sie ruhig und gleichmäßig!
- Halten Sie Ihre Körperspannung während der gesamten Ausführung!

Ihre Halswirbelsäule und Wirbelsäule bilden eine gerade Linie.

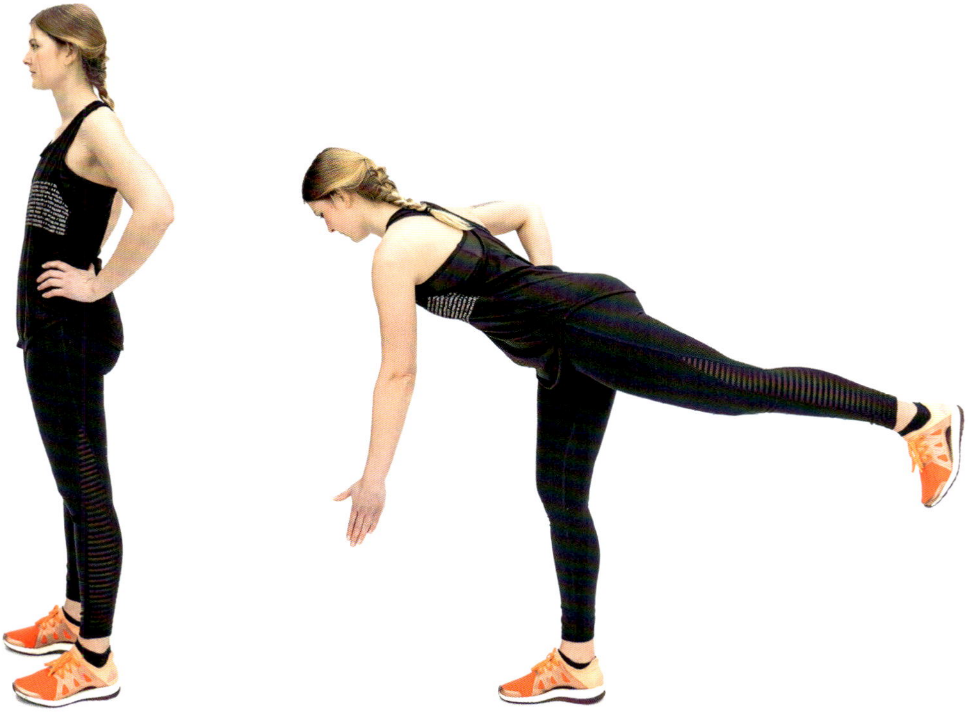

Legen Sie sich in Rückenlage auf eine weiche Unterlage (Yoga-, Gymnastikmatte, Teppich...) und Ihren Kopf leicht erhöht auf ein Kissen oder eine Nackenrolle, Beine stehen angewinkelt und hüftbreit auf dem Boden. Lege die Hände mit angewinkelten Ellbogen in den Nacken (Fingerspitzen berühren sich).

Spannen Sie Ihre Bauchmuskeln an, heben Kopf, Arme und oberen Rücken etwas vom Boden ab. Führen Sie den linken Ellbogen und das rechte Knie in Höhe der Körpermitte zusammen. Anschließend kehren Sie in die Ausgangsposition zurück und führen die Aufgabe gegengleich durch. 5 Wiederholungen pro Seite. ***5–15 Wiederholungen und 2–3 Sätze.***

Atmen Sie ruhig und gleichmäßig!

- Führen Sie die Aufgabe im Zeitlupentempo durch.
- Führen Sie vor dem Seitenwechsel die Aufgabe auf jeder Seite 2-, 3-mal durch.

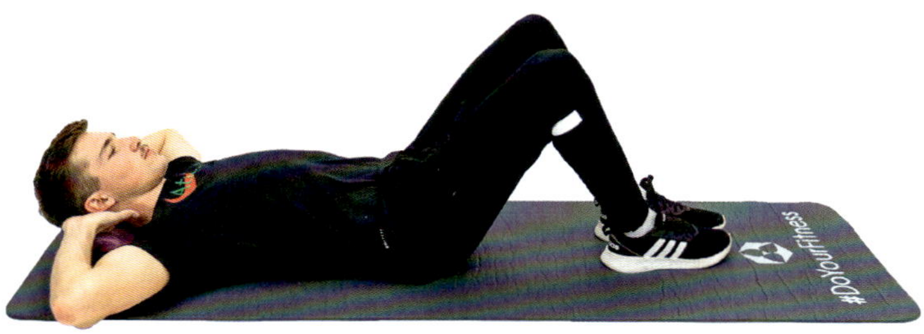

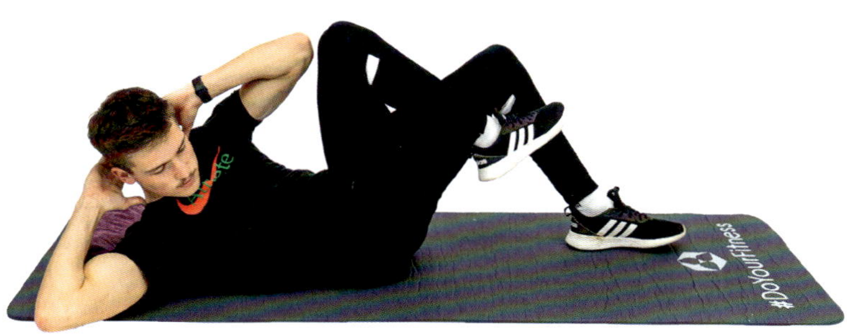

Legen Sie sich in Rückenlage auf eine weiche Unterlage (Teppich, Yoga-, Gymnastikmatte), Kopf liegt leicht erhöht auf Kissen oder Nackenrolle und beide Hände liegen mit den Innenseiten auf dem Bauch. Die Fingerspitzen zeigen zueinander.

Spreizen Sie Ihre Finger und stellen diese auf die Fingerspitzen mit Bauchkontakt. Heben Sie den rechten Daumen und linken kleinen Finger gleichzeitig nach oben und senken dies nach ca. 1 Sekunde wieder ab. Anschließend rechten Zeigefinger und gleichzeitig linken Ringfinger anheben, kurze Pause und absenken. Dann dasselbe mit den beiden Mittelfingern usw. Nachdem Sie dasselbe mit dem rechten kleinen Finger und dem linken Daumen ausgeführt haben, beginnt das Ganze in umgekehrter Reihenfolge usw. Nach 3 Durchgängen schütteln Sie Ihre Finger und beginnen von vorne.
3–5 Durchgänge und 2–3 Sätze.

- Ruhig und gleichmäßig atmen!
- Eine längere Pause beim Anheben der beiden Mittelfinger erleichtert Ihnen die Konzentration!
- Schauen Sie zu Beginn auf Ihre Finger!

- Erhöhen Sie die Wechselgeschwindigkeit.
- Erhöhen Sie die Anzahl der Durchgänge.
- Im Sitzen und Stehen ausführen. Hände dabei in Vorhalte.

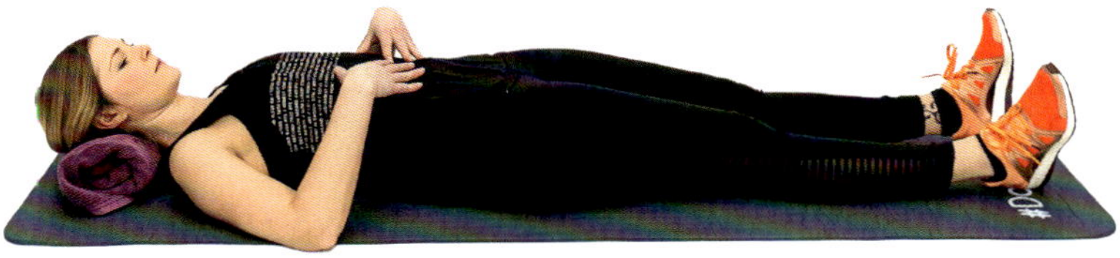

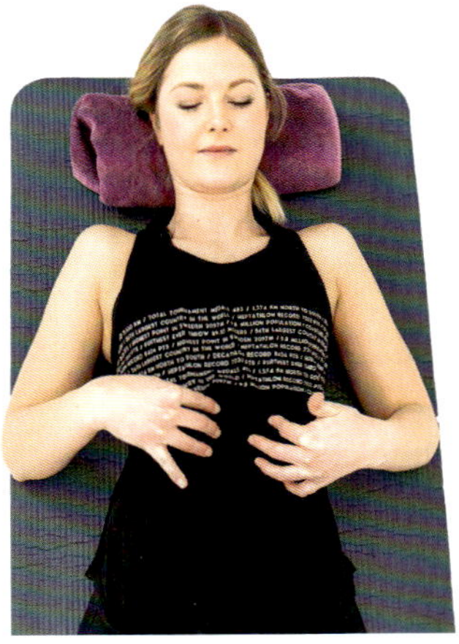

Stellen Sie sich aufrecht hin, Beine hüftbreit, Arme nach vorne gestreckt und Ihre Finger bilden mit dem Daumen nach oben eine Faust.

Spielen Sie „Cowboy“. Der Daumen einer Hand zeigt nach oben, der Zeigefinger der anderen nach vorne. Wechseln Sie anschließend die Position der beiden „Spielfinger“. 20 Wiederholungen und anschließend kurze Pause.
20–30 Wiederholungen und 2–3 Sätze.

Wenn der Zeigefinger nach vorne zeigt, liegt der Daumen auf den anderen Fingern und zeigt nicht nach oben!

- Spielen Sie mit der Wechselgeschwindigkeit, langsam – schnell.
- Ein beliebiger Finger zeigt nach vorne.
- Führen Sie die Aufgabe im Sitzen durch.

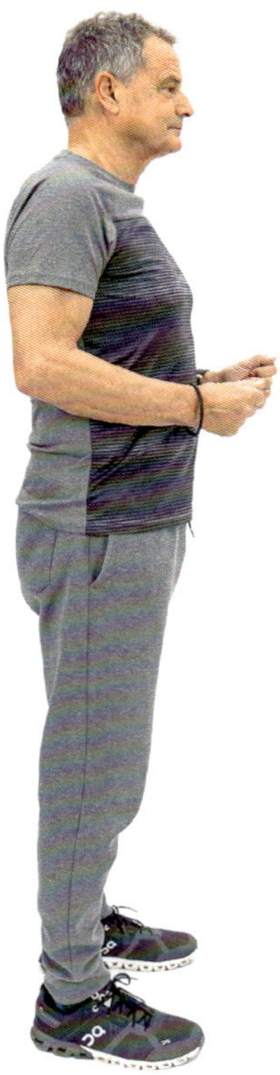

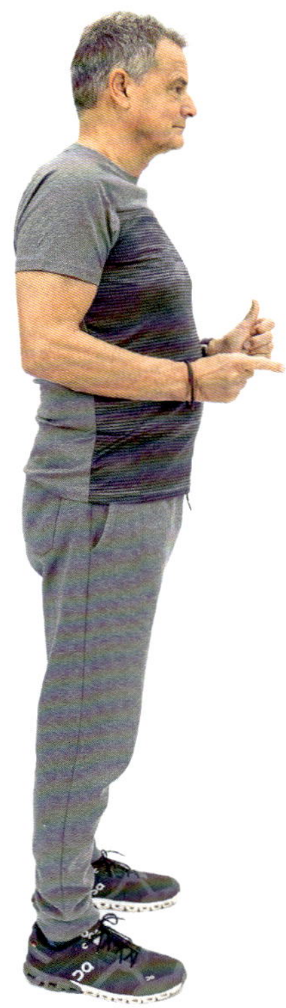

Setzen Sie sich aufrecht auf einen Stuhl. Arme waagerecht nach vorne gebeugt und Ihre Finger sind leicht gespreizt.

Ihr rechter Daumen berührt der Reihe nach den Zeigefinger, Mittelfinger, Ringfinger und kleinen Finger. Gleichzeitig wandert der linke Daumen vom kleinen Finger zum Zeigefinger. Anschließend wechseln beide Daumen die Richtung. 3 Wiederholungen und anschließend kurze Pause.
3–5 Wiederholungen und 2–3 Sätze.

Anfangs mit Blickkontakt üben!

- Halten Sie, wenn beide Daumen bei beiden Mittelfingern sind, kurz an.
- Erhöhen Sie Ihr Tempo.
- Schließen Sie die Augen beim Daumenwandern.

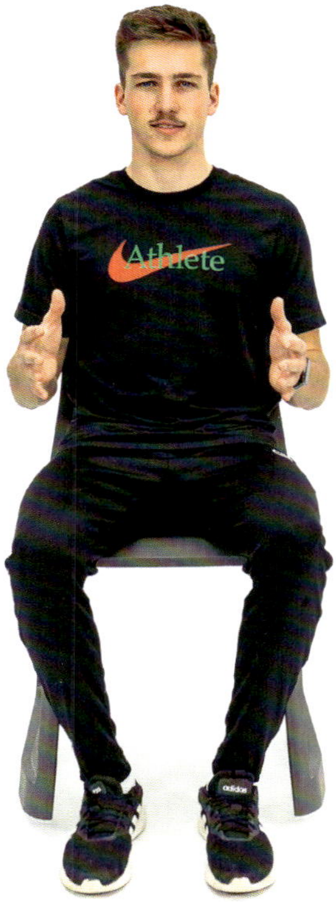

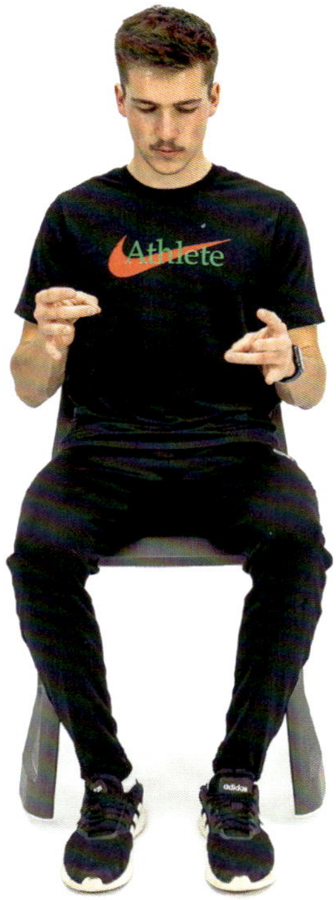

SITZEND AUF EINEM STUHL

Setzen Sie sich auf die Kante eines Stuhls. Hände stützen links und rechts auf dem Stuhl und die Füße stehen auf dem Boden.

Strecken Sie Ihr Bein nach vorne oben und halten Sie Ihren entgegengesetzten Arm gestreckt nach vorne. Halten Sie Position für 5–10 Sekunden. Kehren Sie in die Ausgangsposition zurück und führen dies gegengleich durch. 6 Wiederholungen pro Seite mit 30 Sekunden Pause.
12–30 Wiederholungen (3–5 pro Seite) und 2–3 Sätze.

Führen Sie die Aufgabe langsam aus!

Wechseln Sie erst nach 3 Wiederholungen die Seite.

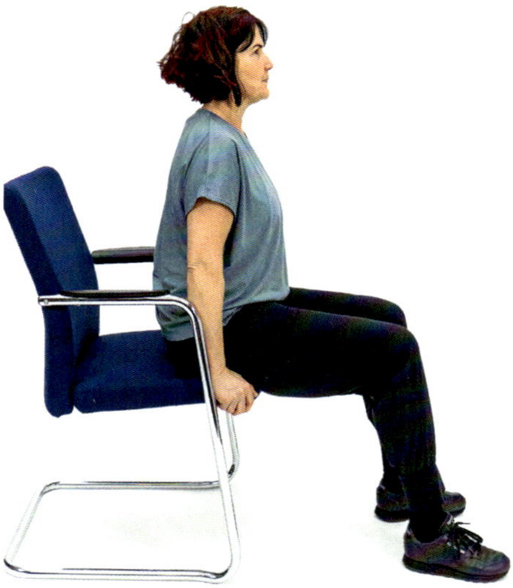

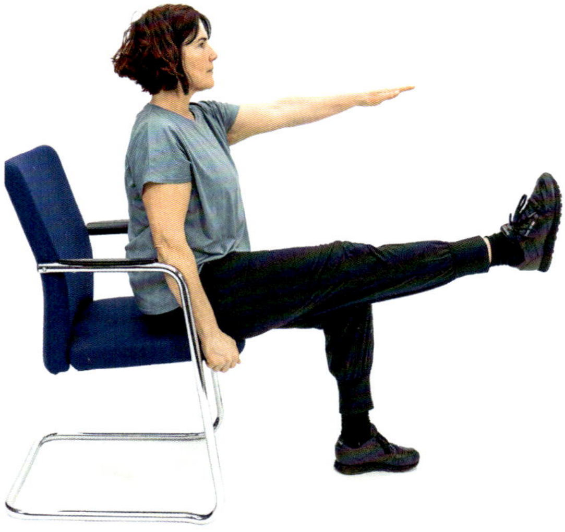

Setzen Sie sich auf einen Stuhl, Ihre Füße stehen fest auf dem Boden und Ihre Hände liegen mit den Fingerspitzen und Handballen auf den Oberschenkeln.

Heben Sie abwechseln Ihre rechte Ferse und linken Handballen und dann Ihre linke Ferse und den rechten Handballen an. Wiederholen Sie das Ganze mindestens 20-mal.
20–30 Wiederholungen (10–15 pro Seite) und 2–3 Sätze.

Führen Sie die Aufgabe langsam aus!

- Heben Sie im Wechsel die Zehen- und Fingerspitzen an.
- Heben Sie die Ferse und die Fingerspitzen im Wechsel an.
- Variieren Sie die Aufgaben und das Tempo.
- Halten Sie kurz die Endpositionen.

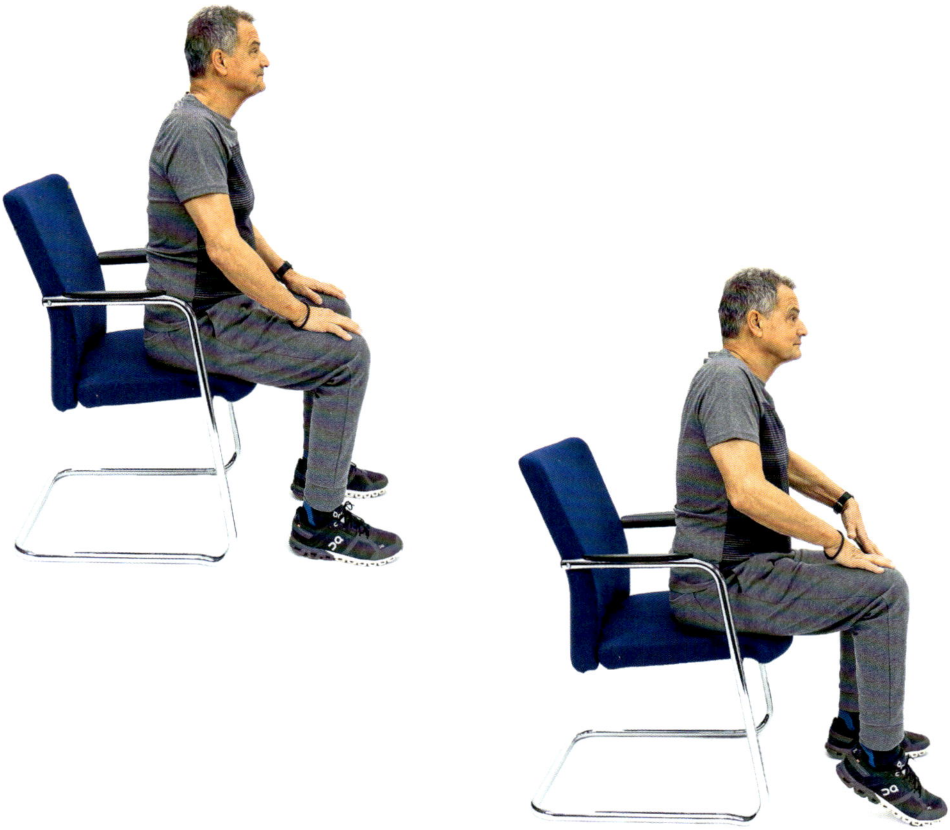

Stellen Sie sich aufrecht hin, Beine hüftbreit, Arme nach vorne gestreckt und Ihre Finger sind aneinander liegend ausgestreckt.

Spreizen Sie die Finger Ihrer linken Hand soweit wie möglich und bilden gleichzeitig mit der rechten Hand eine Faust. Wechseln Sie anschließend wieder zur Ausgangsposition (Finger beider Hände sind gesteckt), danach spreizen Sie die Finger Ihrer rechten Hand und bilden mit der linken eine Faust. Wiederholen Sie das Ganze 15-mal, schütteln anschließend Ihre Finger aus und beginnen von vorne.
15–20 Wiederholungen und 2–3 Sätze.

Spreizen Sie Ihre Finger möglichst weit!

Spielen Sie mit der Wechselgeschwindigkeit, langsam – schnell.

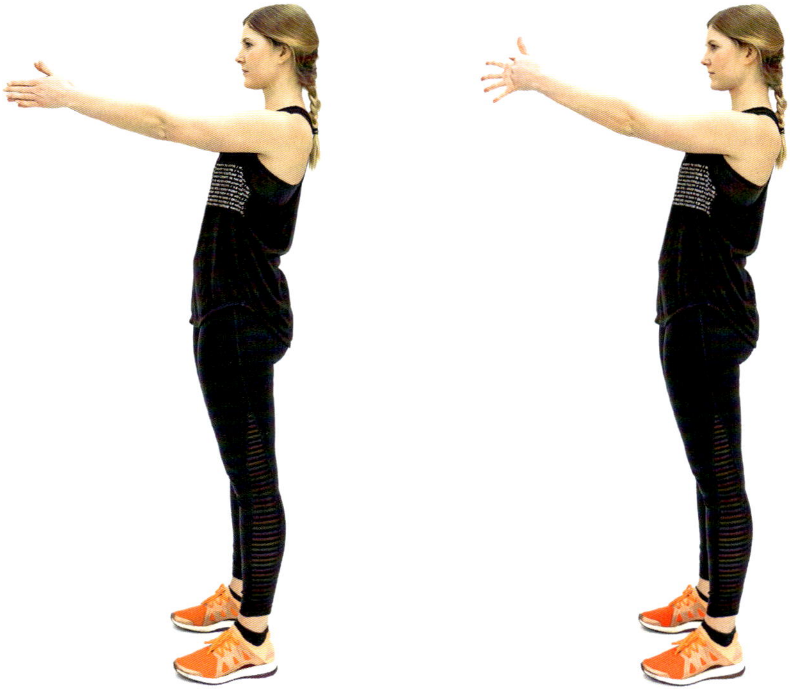

Stellen Sie sich locker hin und halten Sie den Ball in der rechten Hand.

Werfen Sie den Ball fortlaufend in die Luft und fangen diesen jedes Mal wieder auf. Gleichzeitig winkeln Sie ein Bein nach hinten ab und halten dieses mit der gegensätzlichen Hand fest. 10 Wiederholungen, anschließend kurze Pause. Dann Seitenwechsel.
10–20 Wiederholungen und 2–3 Sätze.

Spannen Sie Ihren Körper fest an!

- Führen Sie die Aufgabe zunächst ohne Ball aus.
- Steigern Sie Ihr Tempo.

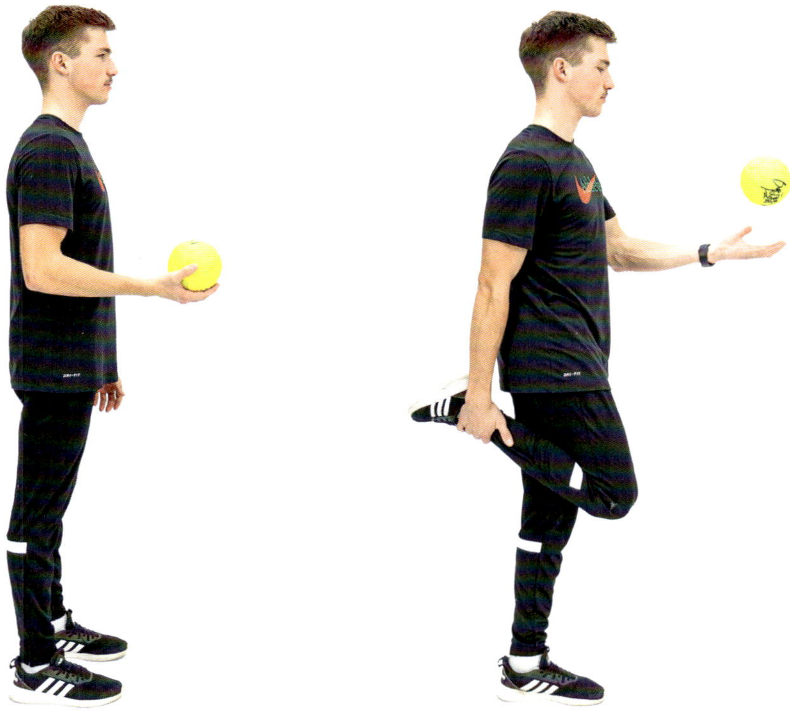

STEHEND MIT BALL

Stellen Sie sich mit gegrätschten Beinen hin und halten den Ball mit beiden Händen.

Prellen Sie den Ball von vorne durch die gegrätschten Beine nach hinten, drehen sich schnell um und fangen in wieder auf. 10 Wiederholungen, anschließend kurze Pause.
10–20 Wiederholungen und 2–3 Sätze.

Kräftig prellen, dann haben Sie mehr Zeit zum Drehen und Auffangen!

Nur mit Hüftdrehen. Beine bleiben stehen.

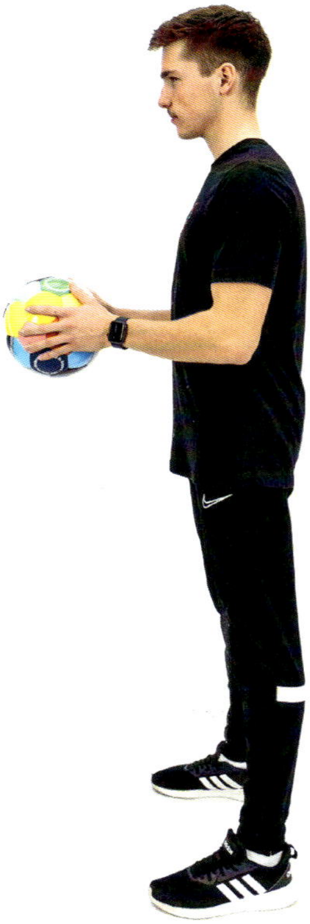

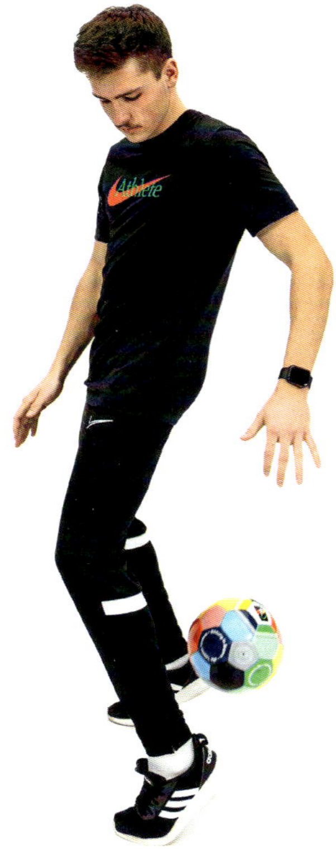

Stellen Sie sich mit gegrätschten Beinen hin und halten den Ball in den Händen.

Heben Sie ihr linkes Bein an („Knielift“) und werfen Sie den Ball unter dem gebeugten Knie durch und fangen diesen mit beiden Händen wieder auf. 5 Wiederholungen, anschließend kurze Pause und dann Beinwechsel.
5–10 Wiederholungen und 2–3 Sätze.

Werfen Sie schwungvoll den Ball von unten nach oben!

Laufender Beinwechsel, links – rechts – links, ...

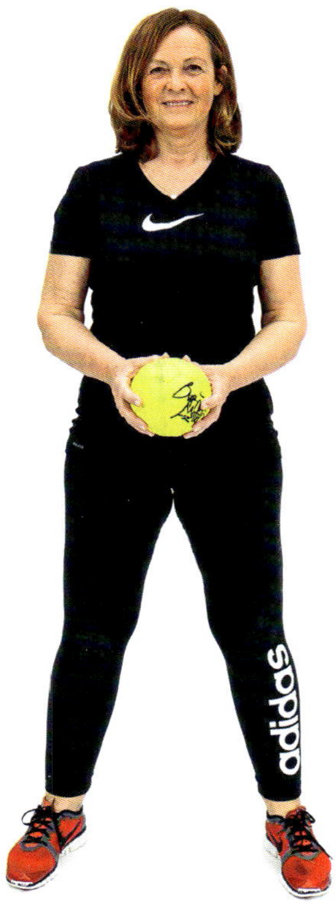

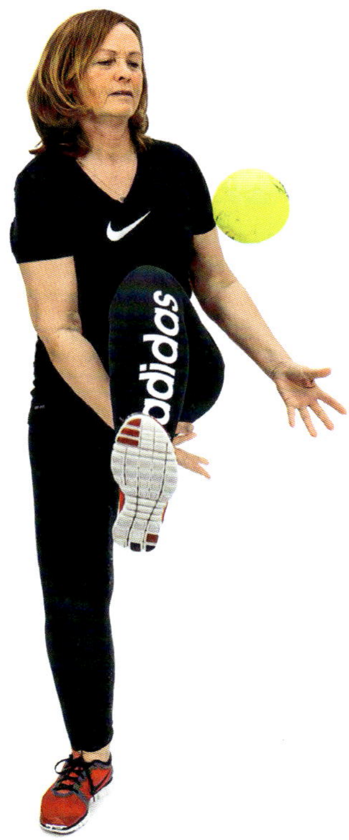

Stellen Sie sich locker hin und halten zwei „Wutbälle"/Tennisbälle oder Tempopackungen in Vorhalte in den Händen.

Werfen Sie beide Packungen/Bälle gleichzeitig hoch und fangen diese wieder auf. Nach 3-maligem Hochwerfen überkreuzen Sie Ihre Arme und fangen dann die Bälle wieder auf und werfen diese wieder hoch. Arme wieder in die Ausgangsposition wechseln und dasselbe von vorne. 5 Wiederholungen, anschließend kurze Pause.
5–10 Wiederholungen und 2–3 Sätze.

Zuerst ohne Armkreuzen einspielen!

- Nach dem Kreuzen werfen Sie 2-mal die Bälle hoch und erst dann wechseln die Arme zurück.
- Werfen Sie die Bälle nur mit gekreuzten Armen hoch.
- Steigern Sie Ihr Tempo.
- Werfen Sie den Ball nur mit einer Hand hoch.
- Alle Aufgaben im „Einbeinstand".

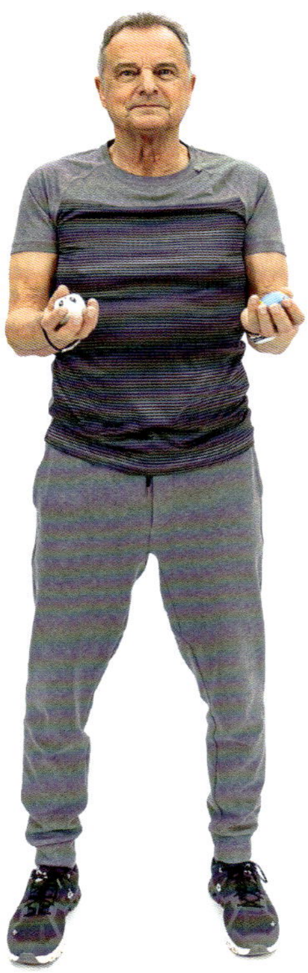

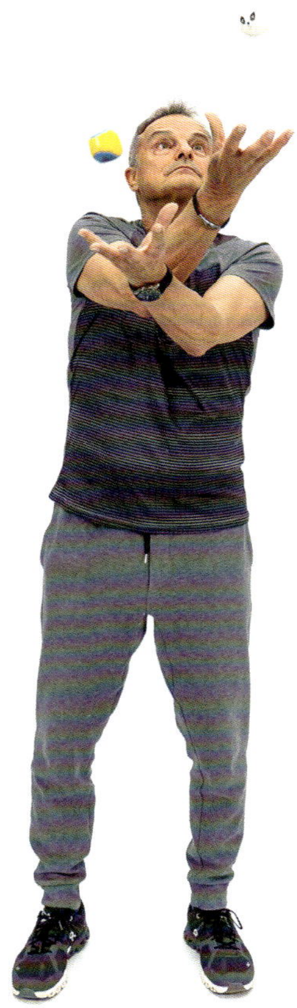

Stellen Sie sich ca. 1 m vor eine Wand und halten Sie den Ball mit beiden Händen.

Spielen Sie den Ball mit beiden Händen gegen die Wand, klatschen 2-mal in die Hände und fangen den Ball wieder auf. 15 Wiederholungen, anschließend kurze Pause.
15–20 Wiederholungen und 2–3 Sätze.

Wählen Sie einen individuell passenden Abstand zur Wand!

- 3-mal klatschen.
- Einmal vor und einmal hinter dem Körper klatschen.
- Schaffen Sie sogar eine ganze Körperdrehung vor dem Fangen?
- Gehen Sie in die Hocke und fangen den Ball wieder in Brusthöhe.

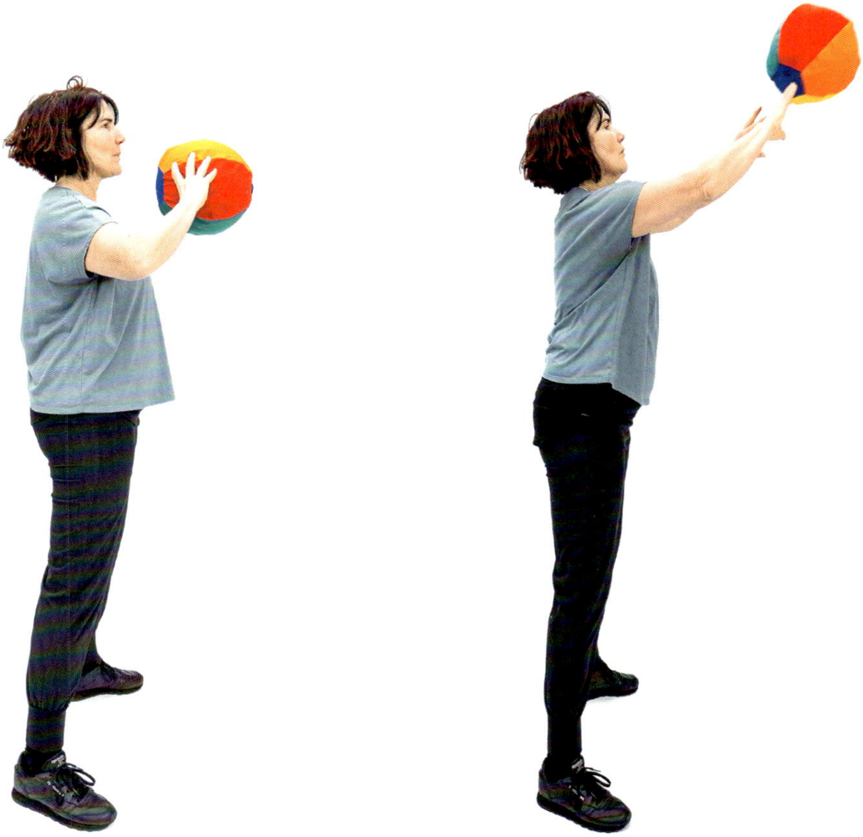

K 37 STEHEND MIT BALL

Leichter Grätschstand. Rechter Arm nach vorne ausgestreckt, leicht gebeugt und der Ball liegt in Ihrer rechten Hand.

Lassen Sie den Ball in Richtung Ellbogen rollen und sobald er auf Ellbogenhöhe ist, strecken Sie diesen schnell ganz durch. Der Ball springt nach oben und Sie fangen ihn mit beiden Händen auf. 5 Wiederholungen, anschließend kurze Pause und dann Armwechsel.
5–10 Wiederholungen und 2–3 Sätze.

Geduld aufbringen!

- Fangen Sie den Ball mit einer Hand.
- Versuchen Sie die Aufgabe mit beiden Armen.

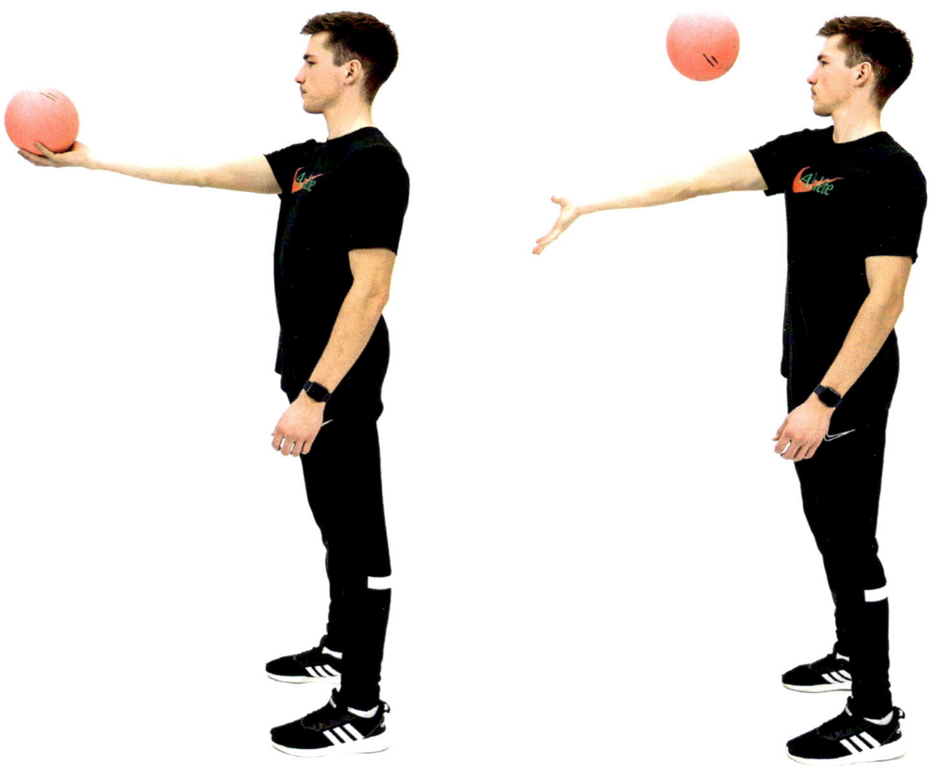

Leichter Grätschstand. Halten Sie den Ball mit beiden Händen (linke Hand vorne, rechte hinten) zwischen den gerätschten Beinen.

Nun wechseln Sie die Hände, ohne dass der Ball dabei auf den Boden fällt. 10 Wiederholungen, anschließend kurze Pause.
10–20 Wiederholungen und 2–3 Sätze.

Halten Sie den Ball möglichst hoch zwischen den Beinen!

- Gerne darf der Ball anfangs auch einmal auftippen.
- Werfen Sie den Ball leicht nach oben, dann haben Sie mehr Zeit für den Handwechsel.
- Halten Sie den Ball mit beiden Händen vorne und wechseln dann mit beiden Händen nach hinten.
- Sie werfen den Ball durch die gegrätschten Beine nach hinten in die Luft, drehen sich um und fangen diesen wieder auf.

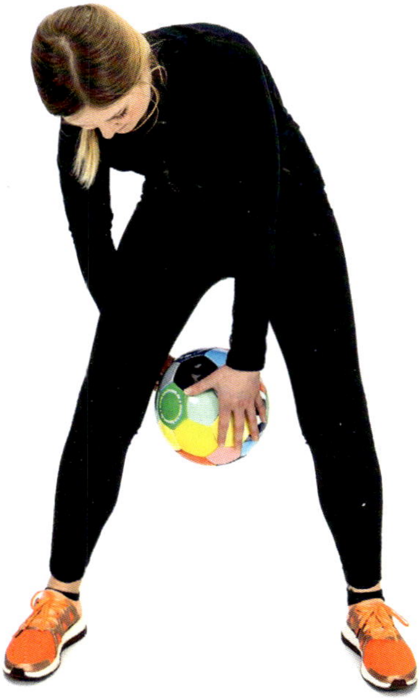

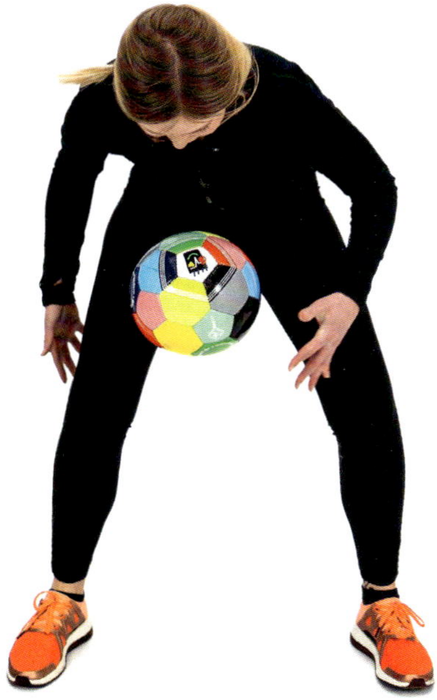

STEHEND MIT BALL

Stellen Sie sich hüftbreit hin und legen Sie Ihr rechtes Bein mittig auf den Ball, der fast eine Beinlänge hinter Ihnen liegt. Stützen Sie Ihre Hände in die Hüften.

Beugen Sie das linke Knie soweit es für Sie geht. Optimal bis in die Waagerechte (Oberschenkel parallel zum Boden), halten Sie die Position für 5–10 Sekunden und kehren dann in die Ausgangsposition zurück. 2–3 Wiederholungen, anschließend Seitenwechsel mit kurzer Pause.
2–5 Wiederholungen pro Bein und 2–3 Sätze.

- Achten Sie auf eine genaue Ausführung!
- Oberkörper möglichst aufrecht halten.
- Ihr Knie geht beim Beugen nie vor die Zehenspitzen!

- Atmen Sie ruhig und gleichmäßig.
- Der Ball sollte sich nicht bewegen.

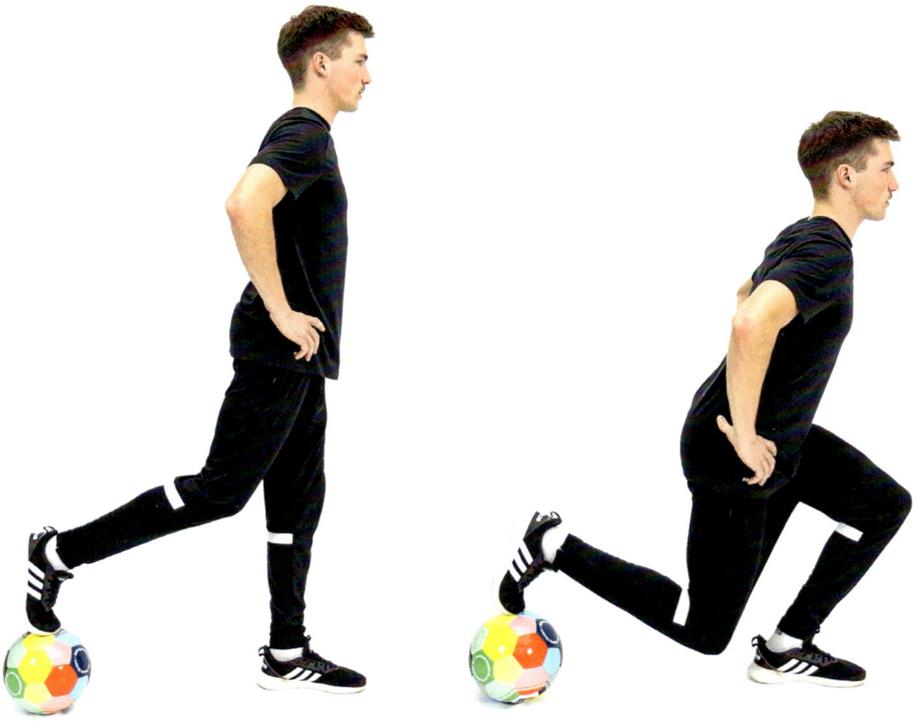

Setzen Sie sich mit nach oben ausgestreckten Armen aufrecht auf einen Stuhl und klemmen den Ball zwischen Ihre Füße.

Strecken und beugen Sie abwechselnd Ihre Beine, ohne den Ball zwischen den Füßen zu verlieren. Gleichzeitig winkeln Sie beim Strecken der Beine Ihre Arme im Wechsel bis zur Waagerechten nach unten und beim Beugen der Beine strecken Sie Ihren Arm wieder nach oben. Wiederholen Sie das Ganze 20-mal. Anschließend lockern Sie die Arme und Beine und führen die Aufgabe noch einmal durch.
2–5 Wiederholungen und 2–3 Sätze.

- Achten Sie auf eine genaue Ausführung!
- Achten Sie auf eine aufrechte Körperhaltung!

Bewegen Sie beide Arme auf und ab.

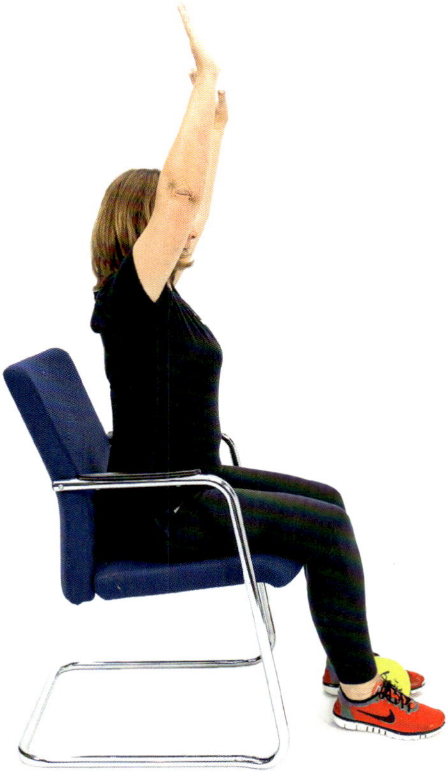

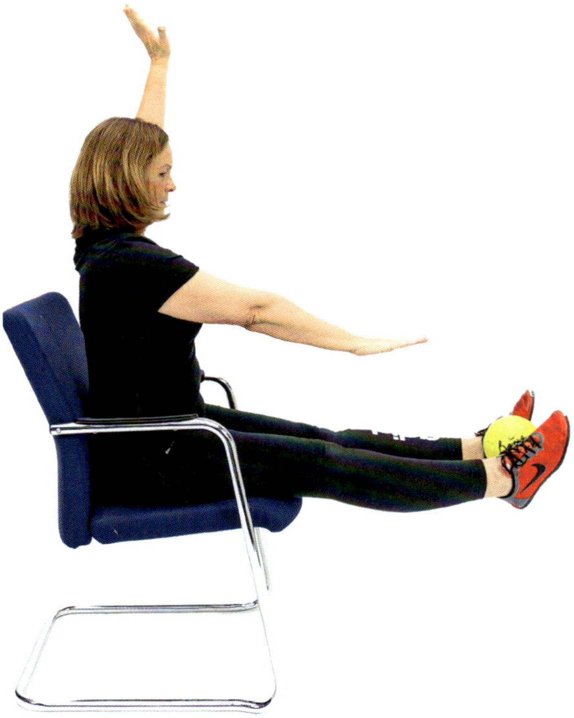

Knie

Legen Sie sich rücklings mit aufgestellten Füßen und angewinkelten Knie auf den Boden/eine Matte.

Heben Sie Ihre Beine rechtwinklig vom Boden und fahren Sie Rad. Fahren Sie 30 Sekunden und legen dann eine kurze Pause ein, bevor Sie die Aufgabe noch 2-mal wiederholen.
2–3 x ca.1/2 –1 Minute mit 30 Sekunden Pause dazwischen und 2–3 Serien.

Bauch leicht anspannen und gleichmäßig atmen!

- Fahren Sie schneller und auch rückwärts.
- Variieren Sie Ihr Tempo.

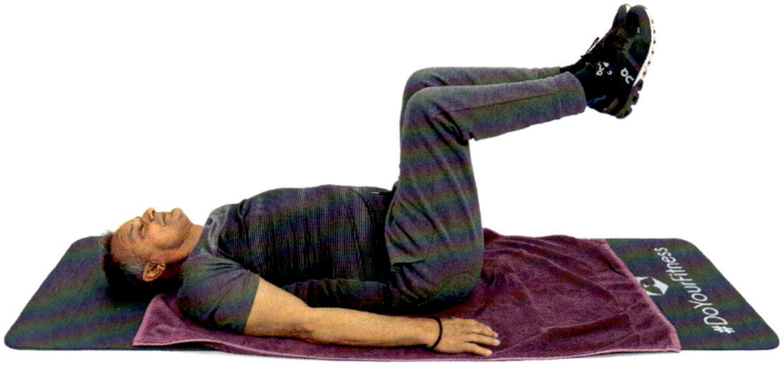

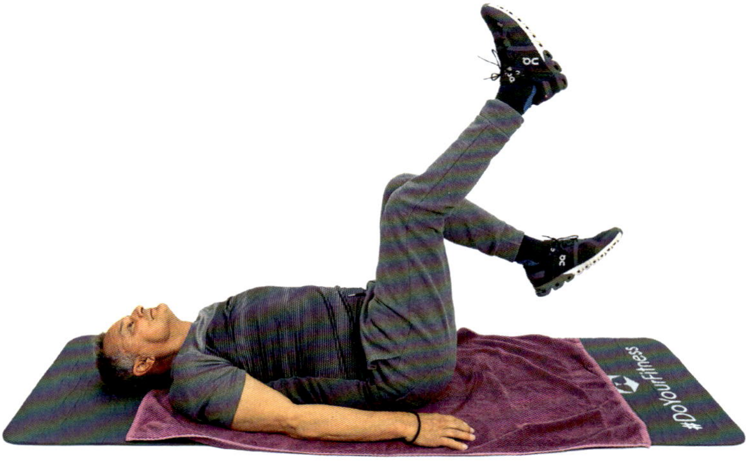

Schultergelenke

Stellen Sie sich entspannt hin, die Füße sind etwa hüftbreit auseinander und die Knie leicht gebeugt.

Führen Sie mit Ihren Schultern kreisförmige Bewegungen nach hinten aus. 10 Wiederholungen mit einer kurzen Pause, dann in die andere Richtung nach vorne kreisen. Wiederholen Sie anschließend das Ganze.
10–20 Wiederholungen und 2–3 Sätze.

- Beginnen Sie bewusst mit langsamem Tempo!
- Atmen Sie ruhig und gleichmäßig!
- Halten Sie Ihre Wirbelsäule aufrecht und spannen den Bauch leicht an!

- Lassen Sie Ihre Schultern im Wechsel kreisen.
- Ziehen Sie beide Schultern mit gleichmäßiger Geschwindigkeit nach oben und unten!
- Ziehen Sie beide Schultern nach hinten und vorne!
- Nehmen Sie die Atmung dazu: einatmen beim Nach-hinten- und ausatmen beim Nach-vorne-Ziehen.
- Kreisen Sie in Wechselrichtung: Eine Schulter beginnt nach vorne, die andere nach hinten.

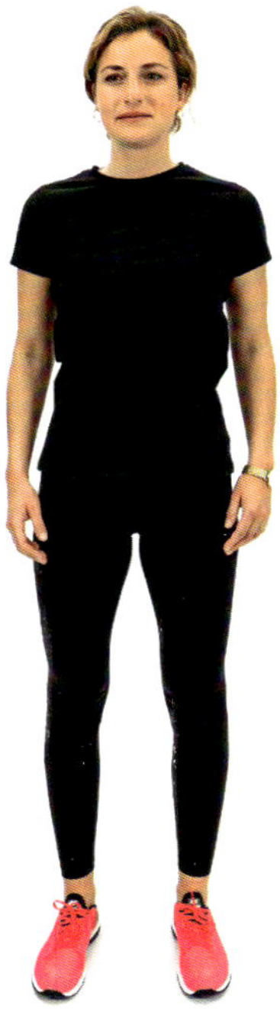

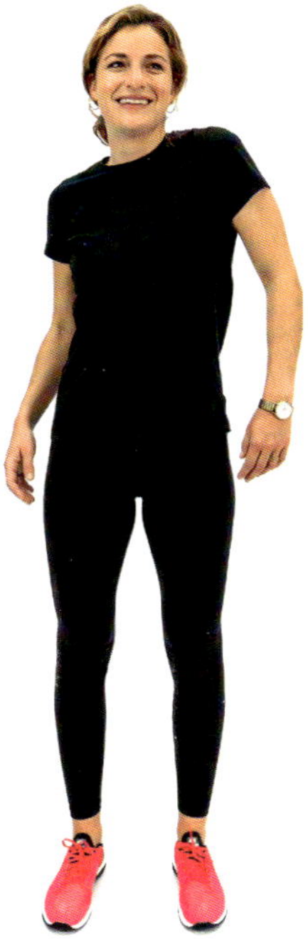

Oberkörper

Setzen Sie sich rücklings mit aufgestellten Füßen und geschlossenen Knien auf den Boden/eine Matte. Mit Ihren Händen stützen Sie sich hinter Ihrem Körper ab.

Legen Sie beide Beine mit geschlossenen Knien nach rechts auf den Boden und führen gleichzeitig Ihre linke Hand möglichst weit nach links hinten zum Boden und führen anschließend dasselbe zur anderen Seite durch. Je Seite 10-mal, dann machen Sie 30 Sekunden Pause.
2–3 Sätzen mit 30 Sekunden Pause dazwischen.

Fließende Bewegung mit ruhiger und gleichmäßiger Atmung!

Führen Sie die Hand so weit wie möglich nach hinten.

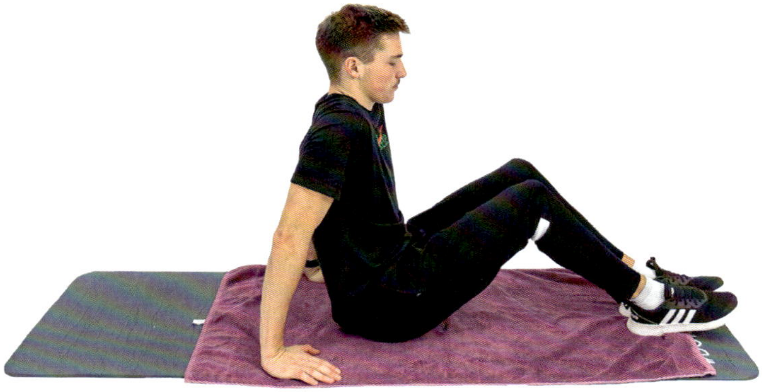

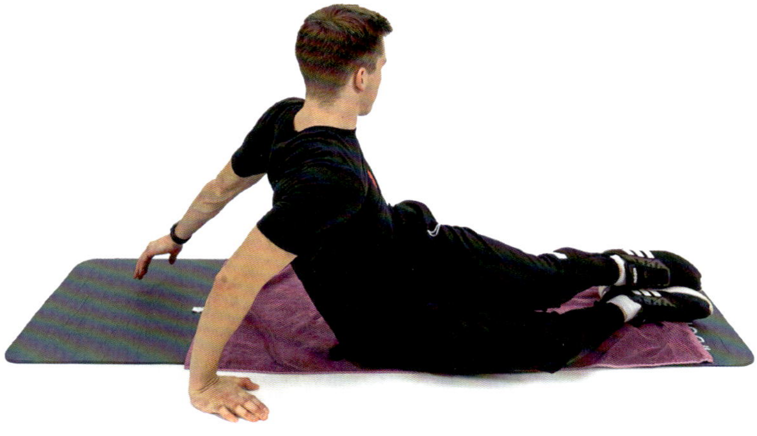

Oberkörper, Schultern

Stellen Sie sich mit geschlossenen Beinen und leicht gebeugten Knien locker hin. Winkeln Sie den linken Arm in Brusthöhe zum Brustbein ab und strecken den rechten in Schulterhöhe seitwärts ab.

Stehen Sie auf den Zehenspitzen, drehen Ihre Knie nach links und Oberkörper und Kopf in Richtung Ihres ausgestreckten Arms. Danach dasselbe in die andere Richtung. 20 Wiederholungen und danach kurze Pause.
20–30 Wiederholungen und 2–3 Sätze.

- Atmen Sie ruhig und gleichmäßig!
- Schauen Sie beim Drehen auf die Finger Ihres ausgestreckten Arms!
- Beginnen Sie mit langsamem Tempo!

Steigern Sie Ihr Tempo.

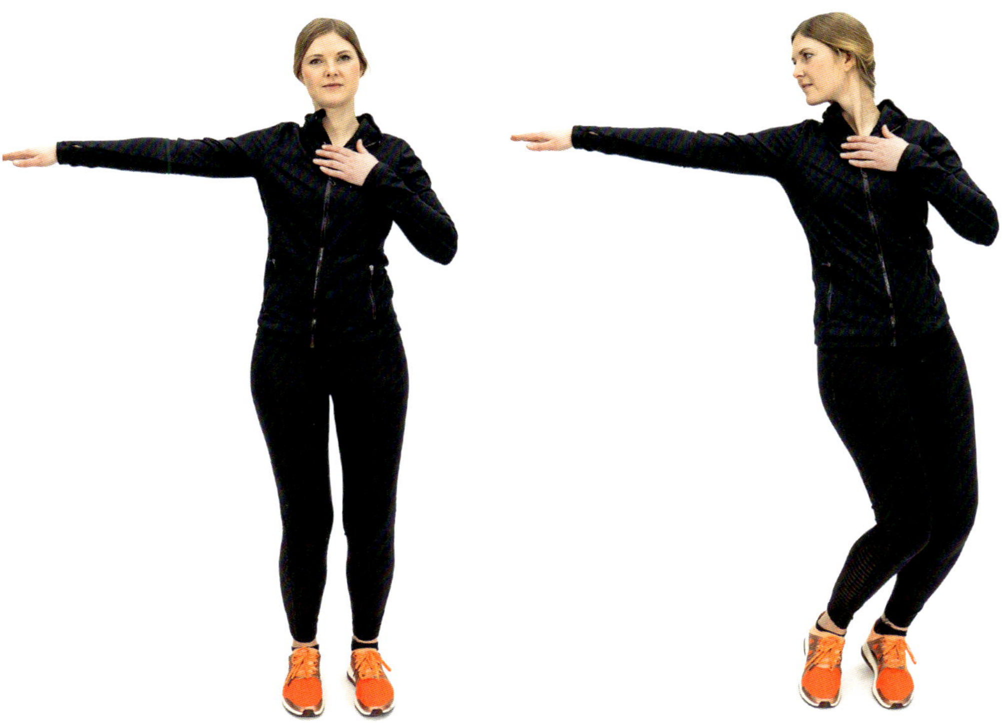

Becken, Hüfte

Stellen Sie sich entspannt hin, die Füße sind etwa schulterbreit auseinander, Knie leicht gebeugt. Stützen Sie Ihre Hände oberhalb des Beckens an den Außenseiten ab.

Lassen Sie Ihre Hüften kreisen. Beginnen Sie nach rechts mit kleinen Kreisen und steigern diese dann („Bauchtanz"). 20 Wiederholungen und anschließend dasselbe nach links. Kurze Pause.
20–30 Wiederholungen und 2–3 Sätze.

- Atmen Sie ruhig und gleichmäßig!
- Beginnen Sie mit langsamem Tempo!
- Füße bewegen sich nicht von der Stelle und die Schultern bleiben möglichst ruhig!

Steigern Sie Ihr Tempo.

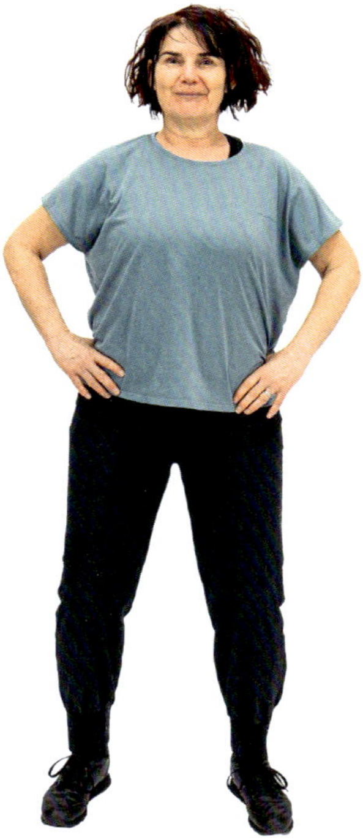

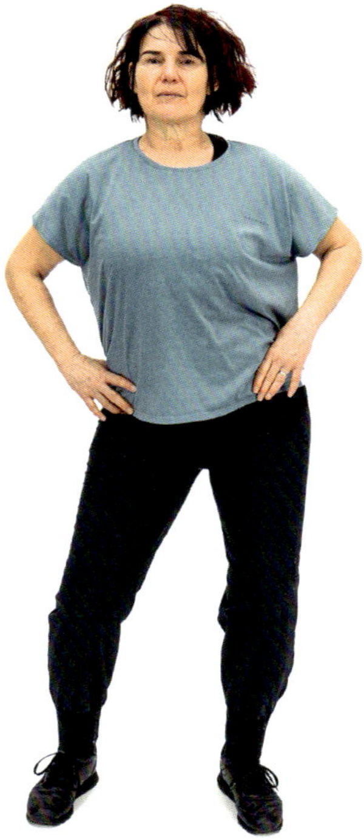

Knie, Hüfte, Wirbelsäule

Stellen Sie sich entspannt hin, die Füße sind etwa hüftbreit auseinander und die Knie leicht gebeugt.

Strecken Sie Ihren rechten Arm weit nach oben und heben gleichzeitig Ihr linkes Bein bis in Brusthöhe an. Senken Sie beides wieder und führen die Aufgabe mit dem linken Arm und rechten Bein aus.
2–3 Sätze mit jeweils 1–2 Minuten Dauer.

Atmen Sie gleichmäßig und ruhig!

Jeweils 2-mal auf einer Seite ausführen und dann erst 2-mal auf der anderen Seite.

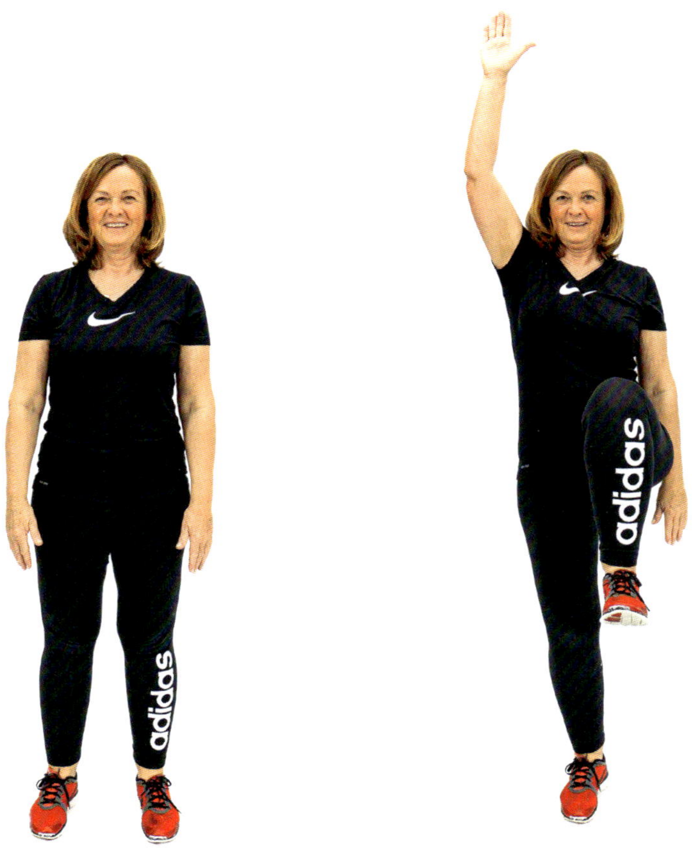

Fußgelenke, Knie

Stellen Sie sich schulterbreit hin.

„Wandern“ Sie bewusst auf der Stelle und heben dabei abwechselnd die linke und rechte Ferse vom Boden ab. 30 Sekunden, anschließend kurze Pause.
30–50 Sekunden und 2–3 Sätze.

Beginnen Sie ganz langsam und werden allmählich immer schneller!

- Barfuß oder in Socken ist die Wirkung am besten.
- Üben Sie mit beiden Füßen gleichzeitig.
- Verharren Sie kurz in der Endposition.

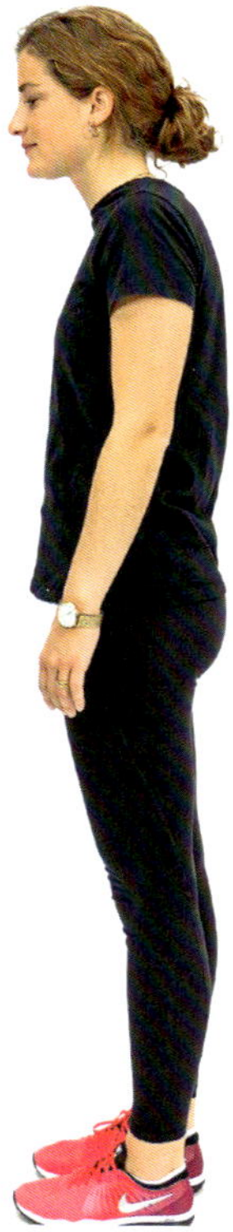

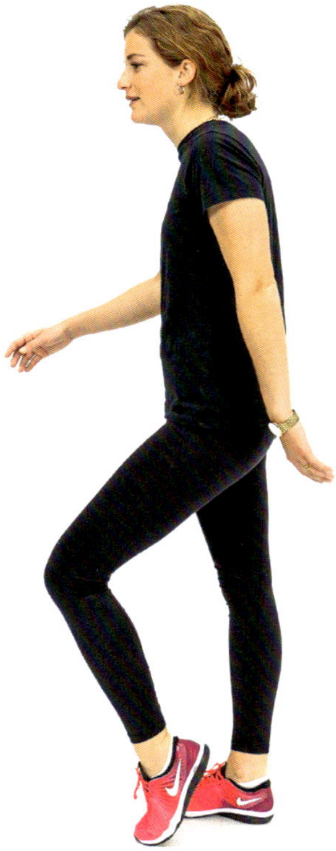

Oberschenkelgelenk, Hüfte, Gesäß

Stellen Sie sich locker hin, Beine hüftbreit und Knie leicht gebeugt.

Heben Sie Ihr rechtes Knie nach vorne an, drehen das Bein so weit wie möglich zur Seite und heben es noch etwas an. Am äußersten Punkte senken Sie Ihr Bein zum Boden, berühren mit der Fußspitze kurz den Boden, heben Ihr Bein wieder an und führen es im großen Bogen wieder zurück. Stellen Sie Ihr Bein auf dem Boden ab und führen anschließend die Aufgabe nochmals 2-mal durch, bevor Sie das Ganze mit dem anderen Bein absolvieren.
3–5 Wiederholungen pro Seite und 2–3 Sätze.

- Üben Sie langsam und bewusst!
- Achten Sie auf Ihre Körperspannung!
- Schauen Sie immer geradeaus!
- Atmen Sie ruhig und gleichmäßig!

- Führen Sie Ihr Bein über einen umgedrehten Eimer, einen Hocker.
- Wechseln Sie das Bein nach jeder Durchführung.

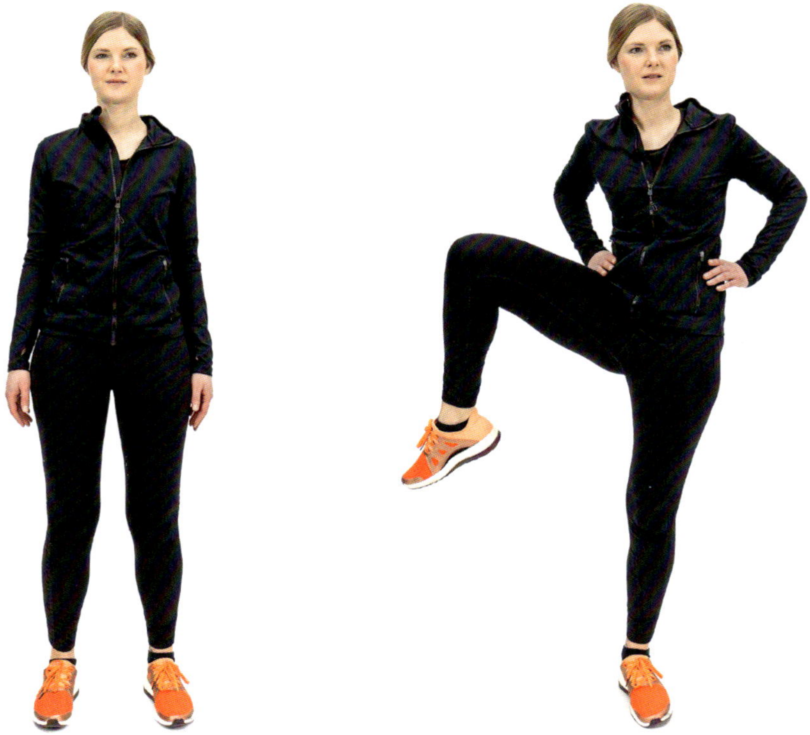

Knie

Stellen Sie sich locker aufrecht hin.

Gehen Sie auf der Stelle und heben Sie bei jedem Schritt im Wechsel die linke bzw. rechte Ferse zum Gesäß.
40–50 Wiederholungen und 2–3 Sätze.

- Schauen Sie immer geradeaus!
- Atmen Sie ruhig und gleichmäßig!

- Können Ihre Fersen das Gesäß berühren?
- Nehmen Sie die Arme dazu. Denken Sie daran: linke Ferse, rechter Arm schwingt vorne nach oben und umgekehrt.

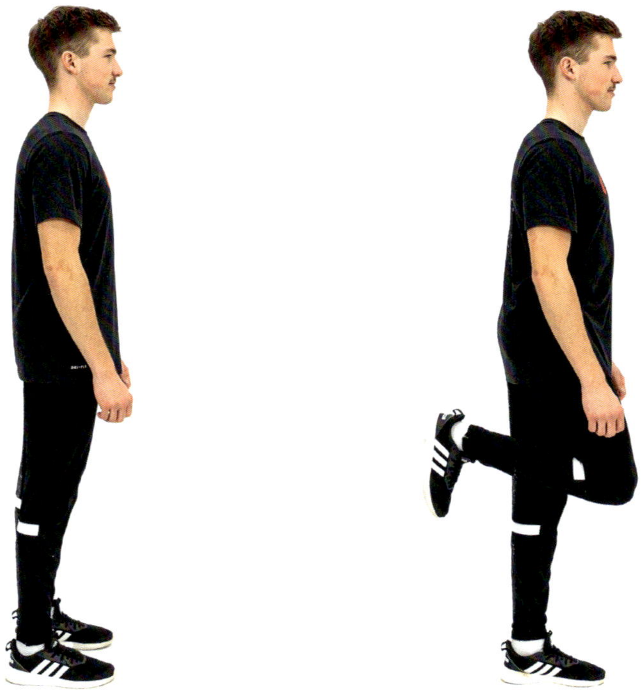

Hüfte

Setzen Sie sich mit aufgestellten Füßen und angewinkelten Knie auf den Boden/ eine Matte. Ihre Hände stützen Sie hinter Ihrem Körper.

Heben Sie Ihre Beine geschlossen vom Boden ab und beschreiben Sie mit beiden Beinen Kreise in der Luft. Beginnen Sie nach rechts. Nach ca. 20 Sekunden wechseln Sie die Richtung. Anschließend stellen Sie Ihre Beine auf dem Boden ab und gönnen sich 30 Sekunden Erholungszeit. Die haben Sie sich dann verdient!
2- bis 3-mal 20–60 Sekunden mit 30 Sekunden Pause dazwischen und 2–3 Sätze.

Bauch leicht anspannen und gleichmäßig atmen!

- Halten Sie nach jedem Kreis kurz an.
- Nehmen Sie die Atmung dazu: Beim Kreisen ausatmen, beim kurzen Stopp einatmen.
- Ihre Beine beschreiben Kreise nach außen. Linkes Bein nach links, rechtes Bein nach rechts.

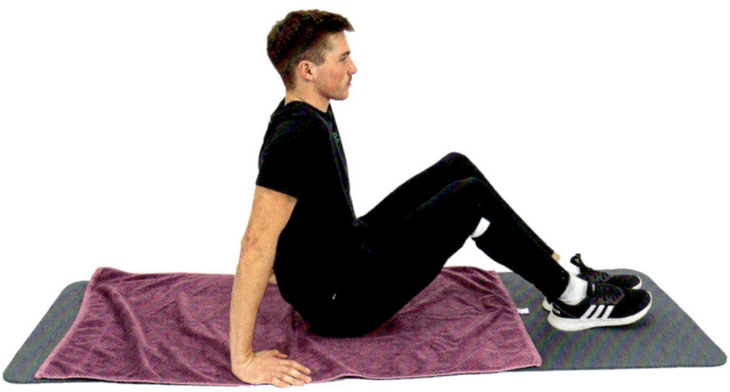

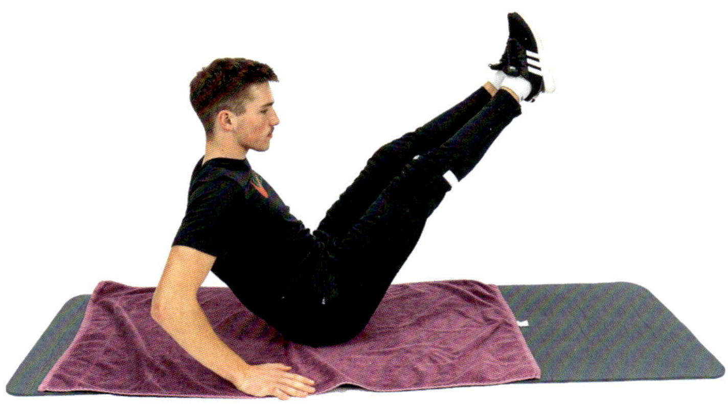

Wirbelsäule

Stellen Sie sich entspannt hin, die Füße sind etwa hüftbreit auseinander, Ihre Knie leicht gebeugt und Ihr Oberkörper aufgerichtet.

Rollen Sie Ihren Oberkörper, am Kopf beginnend, langsam Wirbel für Wirbel Richtung Boden. Schaffen Sie es, dass Ihre Finger am Ende den Boden berühren? Danach führen Sie das Ganze rückwärts Wirbel für Wirbel nach oben aus.
2–3 Wiederholungen und 2 Sätze.

Beginnen Sie langsam!

- Nehmen Sie die Atmung dazu: Oben einatmen, bei der Bewegungsausführung nach unten ausatmen, in der Endposition wieder einatmen und beim nach oben gehen ausatmen.
- Können Sie Ihre Hände am Ende der Aufgabe auf dem Boden ablegen?
- Halten Sie die Endposition für 5 Sekunden.

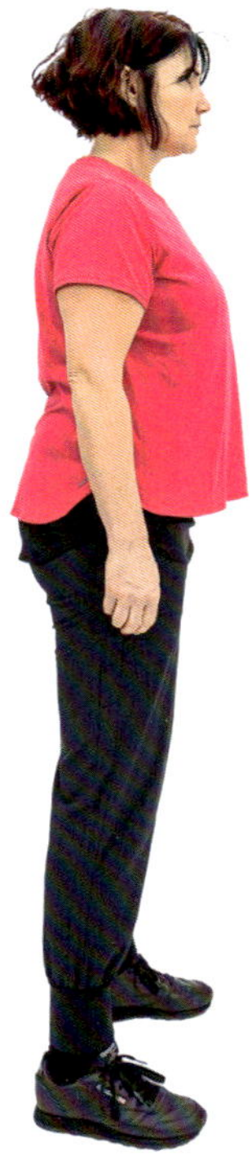

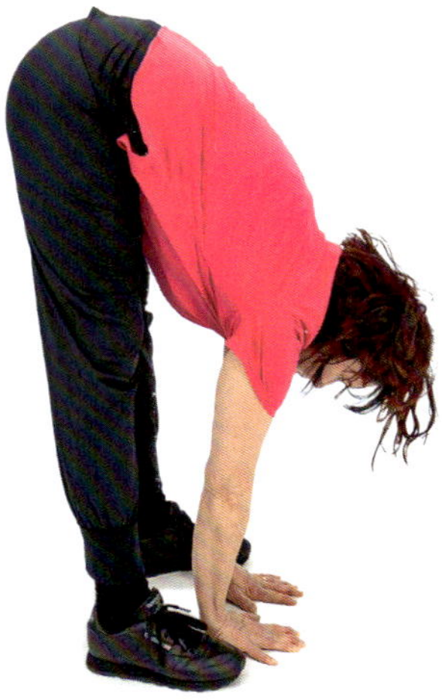

Hals- und Brustwirbelsäule

Stellen Sie sich entspannt hin, die Füße sind etwa hüftbreit auseinander und die Knie leicht gebeugt. Legen Sie Ihre Hände auf den Hinterkopf.

Rollen Sie sehr langsam Ihre Halswirbelsäule und anschließend die Brustwirbelsäule ein. Nach einer kurzen Haltezeit führen Sie das Ganze rückwärts durch. 5 Wiederholungen, anschließend kurze Pause.
5–10 Wiederholungen und 2–3 Sätze.

- Atmen Sie gleichmäßig und ruhig!
- Becken- und Lendenwirbelsäule sind während der ganzen Aufgabe stabil!

Führen Sie die Aufgabe im Sitzen durch.

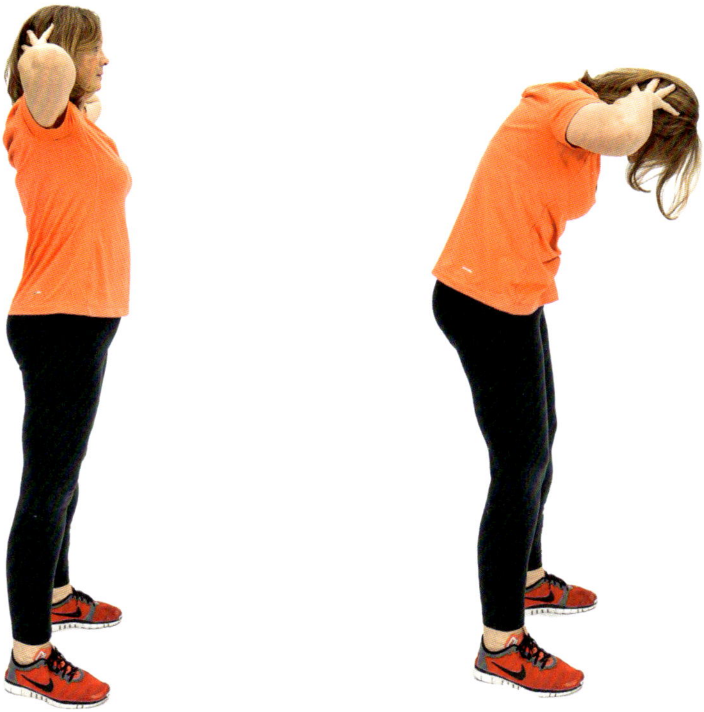

Hüfte

Stellen Sie sich entspannt hin, die Füße sind etwa hüftbreit auseinander und die Knie leicht gebeugt.

Heben Sie Ihr Knie mit angewinkeltem Bein bis auf Hüfthöhe und drehen es dann nach außen. Anschließend wieder nach innen und senken es, ohne auf den Boden zu stellen, ab. Anschließend wieder anheben usw. 10 Wiederholungen und dann Beinwechsel.
2–3 Sätze mit jeweils 10–20 Wiederholungen.

Atmen Sie gleichmäßig und ruhig!

- Jeweils 2 x auf einer Seite ausführen und dann erst 2 x auf der anderen Seite.
- Senken Sie zusätzlich das abgewinkelte Bein, ohne es abzusetzen, Richtung Boden und führen es dann erst wieder zurück.

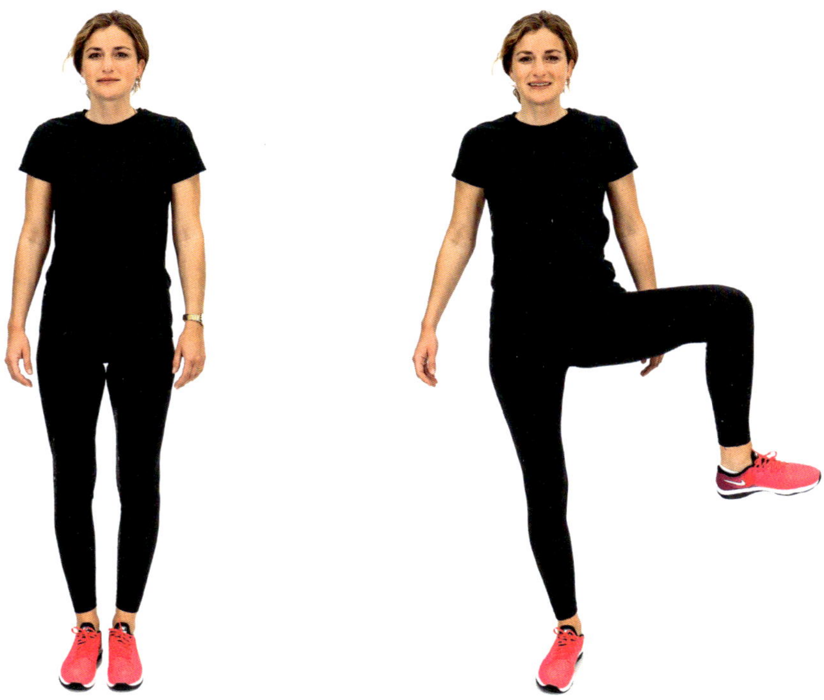

Wirbelsäule

Knien Sie sich entspannt hin, die Knie sind etwa hüftbreit auseinander und die Hände auf Schulterhöhe („Vierfüßlerstand“). Ziehen Sie Ihren Bauchnabel ein und kippen Ihr Becken.

Schieben Sie Ihre Wirbelsäule Richtung Decke, ziehen dabei Ihr Kinn zur Brust und atmen langsam aus. Mit dem Einatmen senken Sie Ihren Bauchnabel Richtung Boden, ziehen die Schulterblätter hinten zusammen und blicken nach vorn oben („Katze-Kuh-Haltung“). 5 Wiederholungen, anschließend kurze Pause.
5–8 Wiederholungen und 2–3 Sätze.

Führen Sie die Aufgabe bewusst langsam aus!

In den jeweiligen Endpositionen für zwei Atemzüge verweilen.

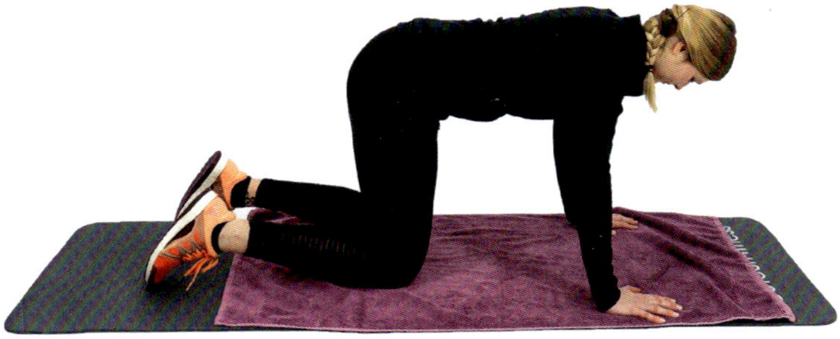

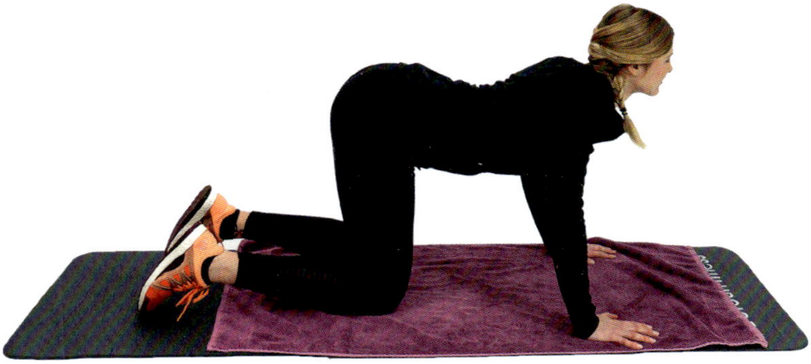

Wirbelsäule

Stellen Sie sich entspannt hin, die Füße sind etwa hüftbreit auseinander und die Knie leicht gebeugt.

Stützen Sie Ihre linke Hand am linken Hüftgelenk, führen Ihren rechten Arm anschließend seitwärts hoch über den Kopf (Handflächen zeigen nach oben) und beugen die Wirbelsäule seitwärts. Anschließend dasselbe auf der anderen Seite. 6 Wiederholungen mit anschließender kurzer Pause.
6–10 Wiederholungen und 2–3 Sätze.

- Halten Sie Ihren Rumpf stabil!
- Atmen Sie gleichmäßig ein und aus!

- Führen Sie die Aufgabe im Kniestand durch.
- Beide Hände gleichzeitig nach hinten und vorne führen und somit die Wirbelsäule rückwärts und vorwärts beugen. Becken dabei stabil halten.

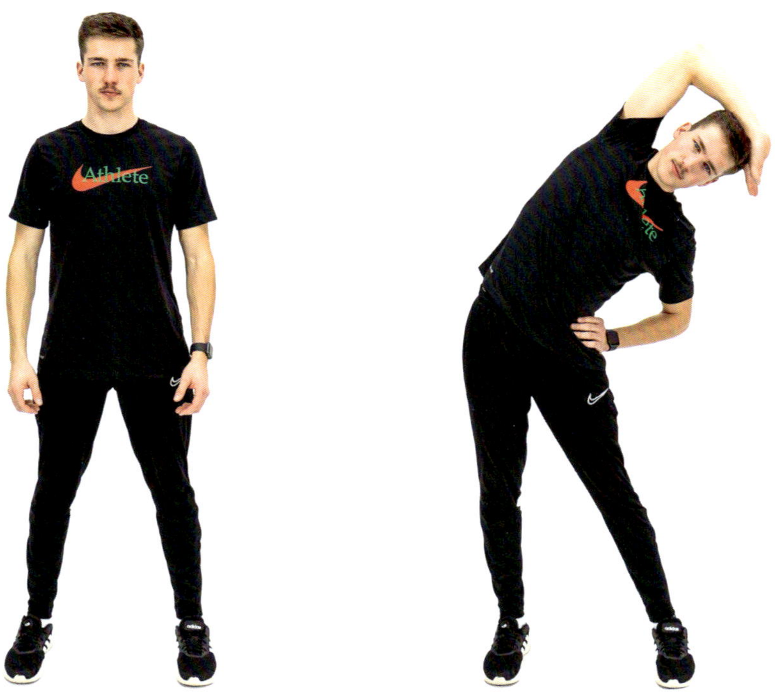

Wirbelsäule, Schulter

Legen Sie sich seitlings auf den Boden/die Matte und legen Ihren unteren Arm seitwärts auf den Boden.

Winkeln Sie Ihr oberes Bein an und legen es auf dem Boden ab. Führen Sie den oberen Arm nach oben hinten und schauen dabei auf die Hand des oberen Arms. Nach einer kurzen Haltezeit führen Sie das Ganze rückwärts durch. 5 Wiederholungen, anschließend kurze Pause und Seitenwechsel.
5–8 Wiederholungen pro Seite und 2–3 Sätze.

- Atmen Sie gleichmäßig und ruhig!
- Das gebeugte Bein hat immer Bodenkontakt!

Drücken Sie den ausgestreckten Arm gegen Ende der Aufgabe nochmals weiter Richtung Boden.

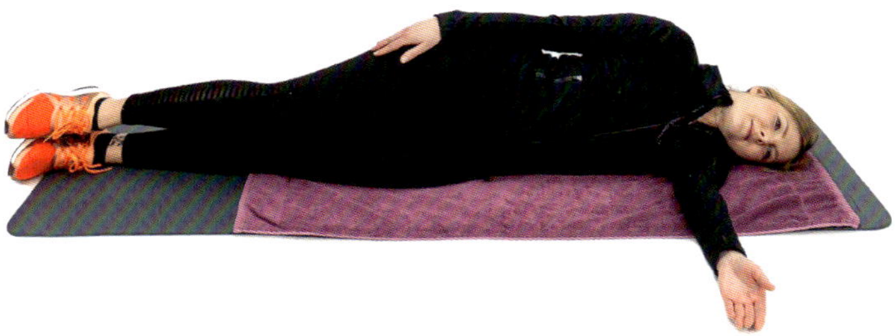

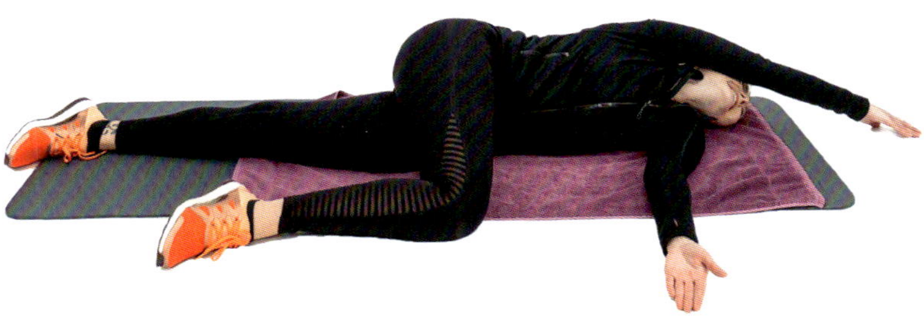

Hüfte, Nacken

Setzen Sie sich aufrecht auf den vorderen Bereich eines Stuhls und lehnen Sie sich nicht an.

Drehen Sie Kopf, Brustkorb und Schulter nach rechts. Fassen Sie mit beiden Händen die rechte Stuhlkante und halten diese Spannung für 3–5 Atemzüge, bevor Sie in die Ausgangsposition zurückkehren. Anschließend dasselbe zur anderen Seite.
3–5 Wiederholungen pro Seite und 2–3 Sätze.

Körper aufrecht halten und gleichmäßig atmen!

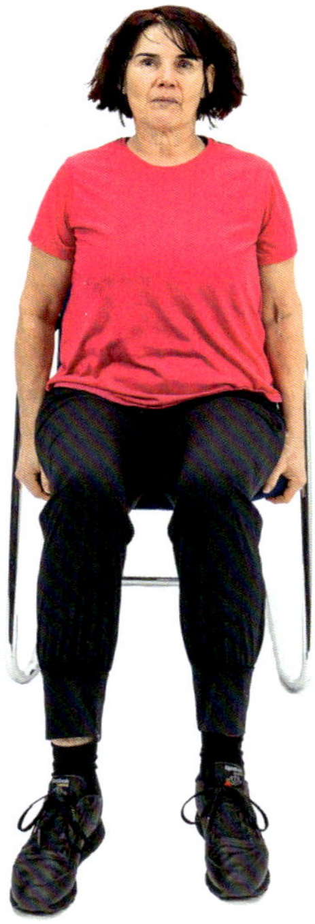

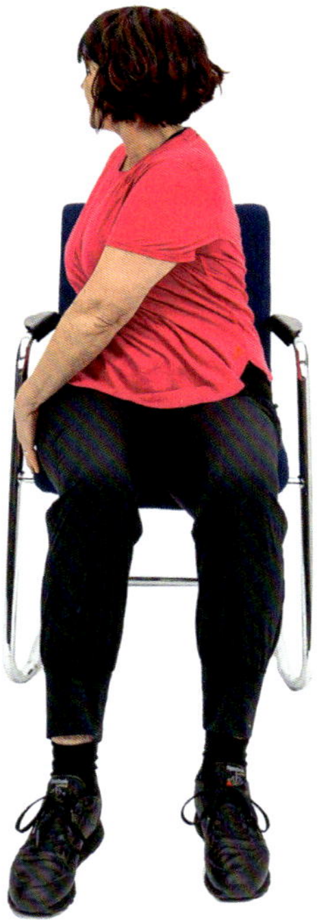

Wirbelsäule

Setzen Sie sich aufrecht auf einen Stuhl. Die Beine stehen auf dem Boden.

Beugen Sie Ihren Oberkörper nach unten und führen Ihren rechten Arm zum linken Fuß. Gleichzeitig bewegt sich Ihr linker Arm nach hinten oben und beide Arme bilden nun eine Diagonale. Anschließend richten Sie sich wieder auf, drehen den Rumpf nach rechts, führen den rechten Arm nach hinten oben und schauen diesem nach. Wiederholen Sie die Aufgabe fließend 10- bis 15-mal. Anschließend kurze Pause, lockern und Seitenwechsel.
15–20 Wiederholungen und 2–3 Sätze.

- Atmen Sie gleichmäßig und ruhig!
- Achten Sie auf eine aufrechte Haltung!

Führen Sie die Aufgabe im Stehen aus.

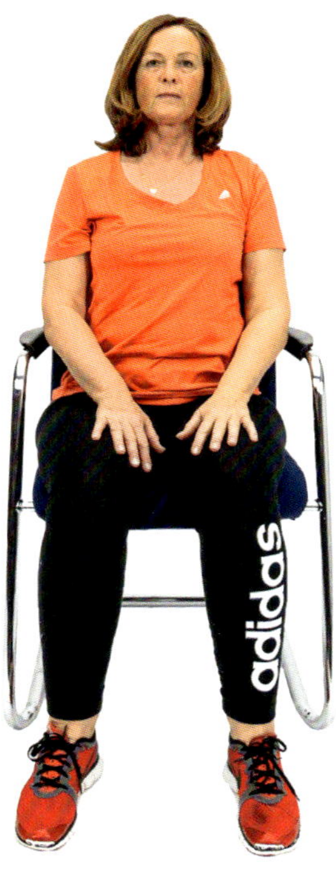

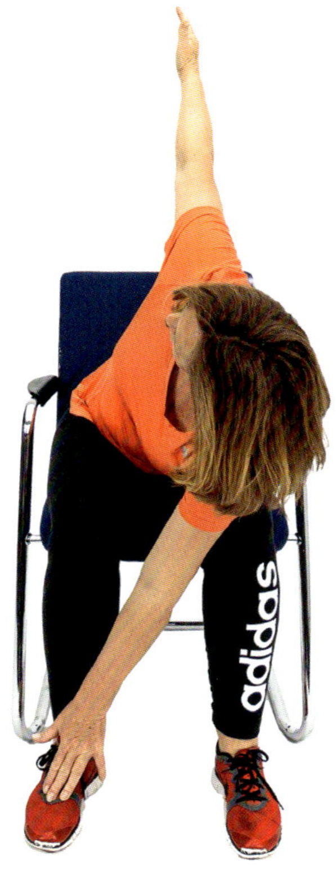

Wirbelsäule

Knien Sie sich in Bankstellung auf den Boden/eine Matte. Ihre Hände stellen Sie schulterbreit und Ihre Knie hüftbreit auf den Boden („Vierfüßlerstand“).

Legen Sie Ihren rechten Arm auf den Boden und strecken Sie Ihren linken Arm weit nach links oben. Ihr Kopf schaut dabei der Hand nach. Anschließend kehren Sie langsam zur Mitte zurück und führen Ihren Arm weit nach rechts oben. Ihr Kopf schaut dabei immer noch Ihrer Hand nach. Anschließend führen Sie Ihren Arm wieder nach links unten usw. Wiederholen Sie das Ganze noch 4-mal. Anschließend führen Sie dasselbe mit dem anderen Arm aus.
4–6 Wiederholungen und 2–3 Sätze.

- Drehen Sie langsam und bewusst!
- Atmen Sie ruhig und gleichmäßig!
- Spannen Sie Ihre Bauchmuskulatur an!

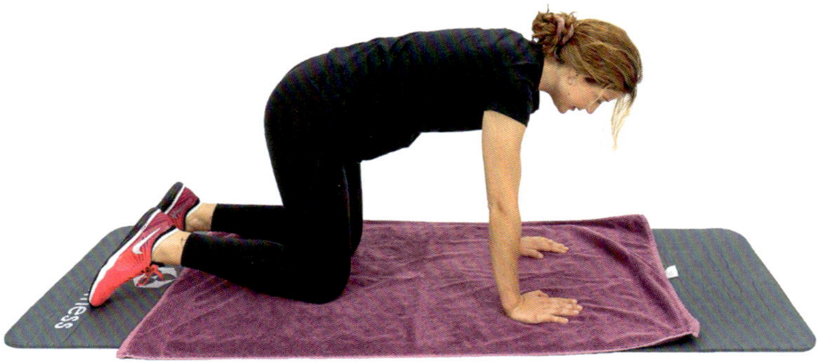

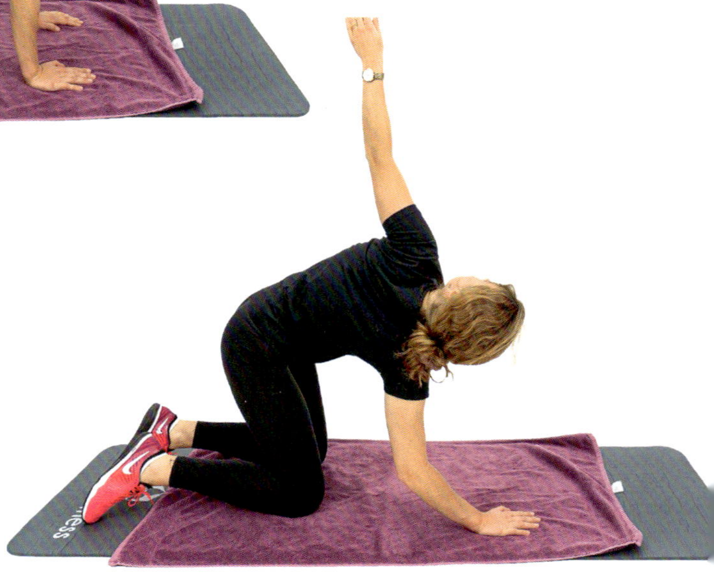

Becken

Stellen Sie sich entspannt hin, die Füße sind etwa schulterbreit auseinander, die Knie leicht gebeugt, und halten Sie den Ball mit beiden Händen.

Umkreisen Sie Ihr Becken mit dem Ball und führen dabei mit dem Becken eine möglichst große Gegenbewegung durch. Ist der Ball hinter Ihrem Körper, dann schieben Sie Ihr Becken möglichst weit nach vorne und umgekehrt. 20 Wiederholungen und anschließend kurze Pause, bevor Sie die Aufgabe in Gegenrichtung absolvieren.
20–30 Wiederholungen und 2–3 Sätze.

- Atmen Sie ruhig und gleichmäßig!
- Beginnen Sie mit langsamem Tempo!

- Steigern Sie Ihr Tempo.
- Wechseln Sie nach jedem Kreisen die Richtung.

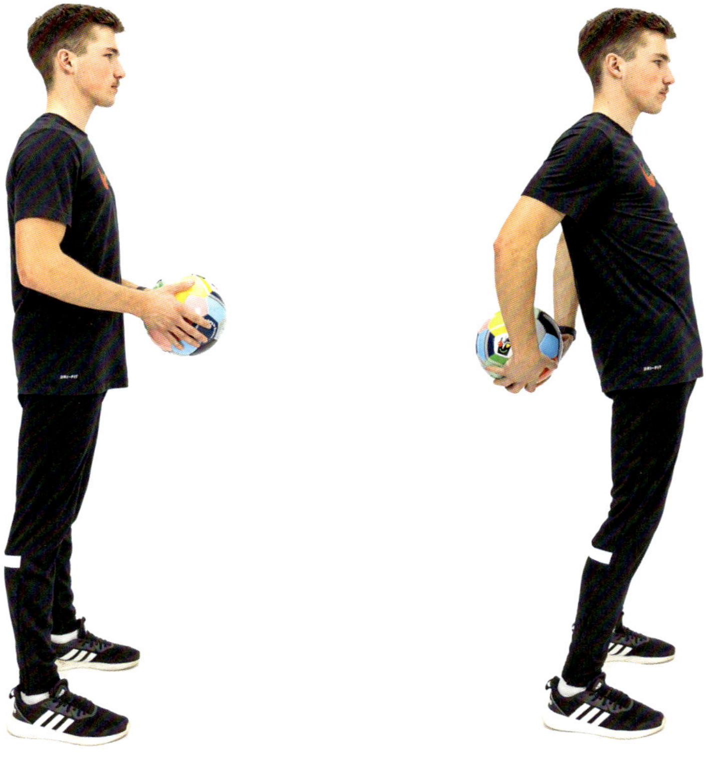

Hüfte

Legen Sie sich rücklings auf den Boden/eine Matte und legen den Ball unter Ihr Gesäß.

Lassen Sie Ihre Hüfte im Uhrzeigersinn auf dem Ball kreisen. 5 Umdrehungen, dann Richtungswechsel und anschließend 30 Sekunden Pause.
5–10 Wiederholungen und 2–3 Sätze.

Langsam und bewusst üben!

Halten Sie bei 3, 6, 9 und 12 Uhr kurz an.

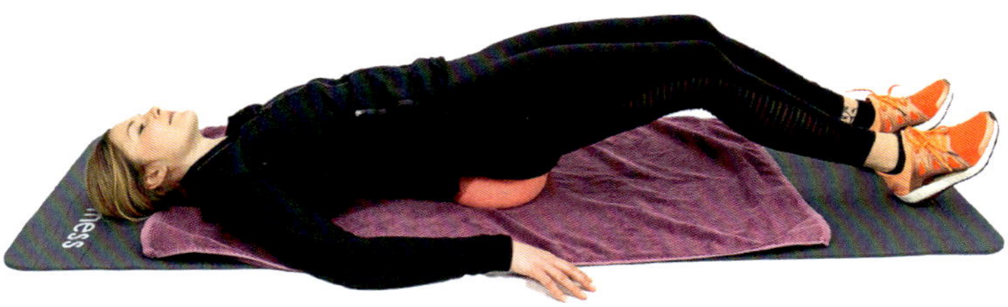

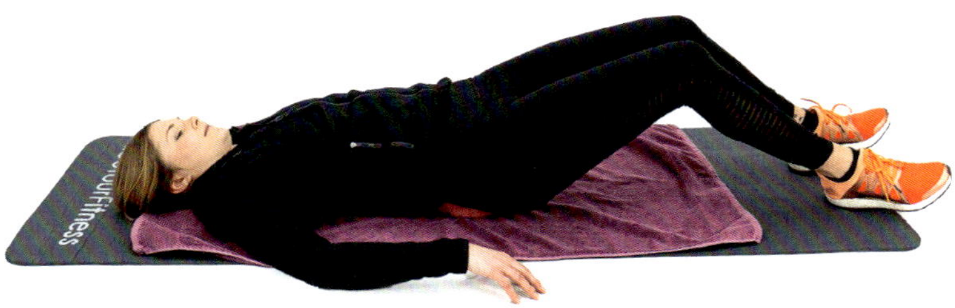

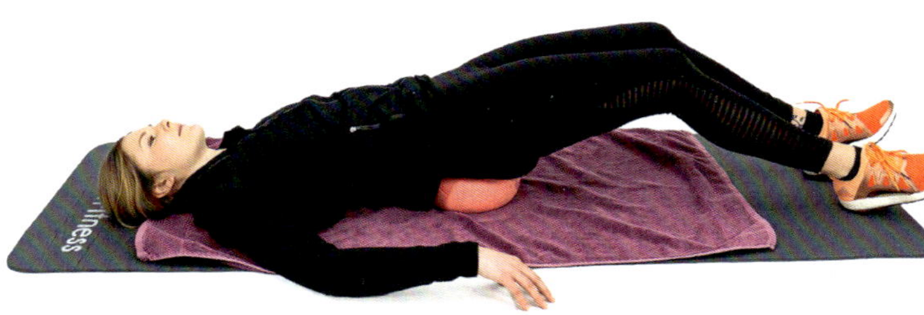

Rumpf, Hüfte

Setzen Sie sich im Langsitz auf den Boden und halten den Ball zwischen den Füßen.

Führen Sie den Ball mit den Füßen von vor dem Körper nach hinten zum Boden, berühren mit den Zehenspitzen kurz den Boden und kehren zur Ausgangslage zurück. 10 Wiederholungen dann 30 Sekunden Pause.
2–3 Sätze mit jeweils 10–20 Wiederholungen.

- Atmen Sie gleichmäßig!
- Klemmen Sie den Ball fest zwischen die Füße, und versuchen Sie, diesen während der gesamten Ausführung nicht zu verlieren!

Legen Sie den Ball hinten ab, führen die Beine ohne Ball nach vorne und holen diesen anschließend wieder ab.

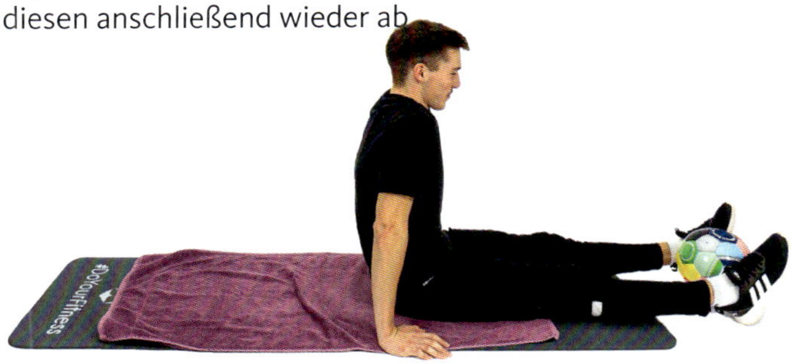

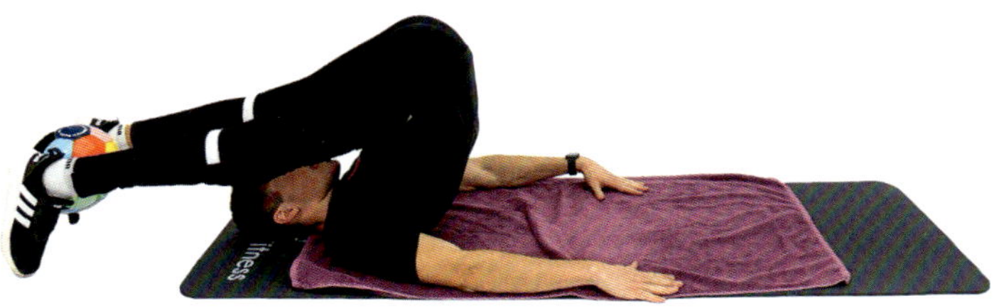

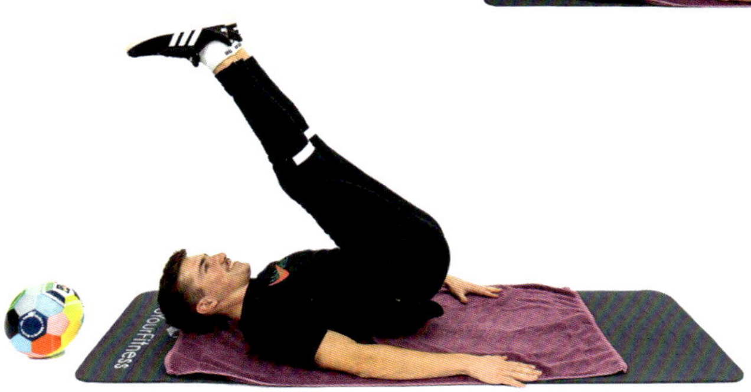

Rumpf

Setzen Sie sich im Langsitz auf den Boden und legen den Ball neben sich.

Rollen Sie den Ball um die gestreckten Beine und den Rücken. 3 Wiederholungen, kurze Pause, und anschließend wechseln Sie die Richtung.
2–3 Sätze mit jeweils 6–12 Wiederholungen.

- Atmen Sie gleichmäßig!
- Halten Sie Ihre Beine möglichst gestreckt!

Zur Erleichterung winkeln Sie anfangs die Beine etwas an.

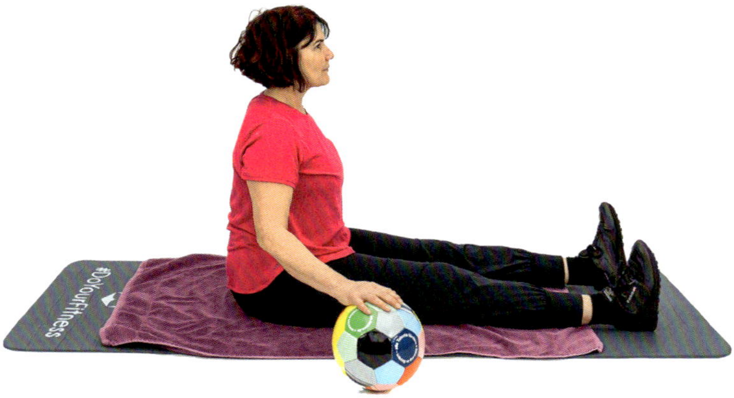

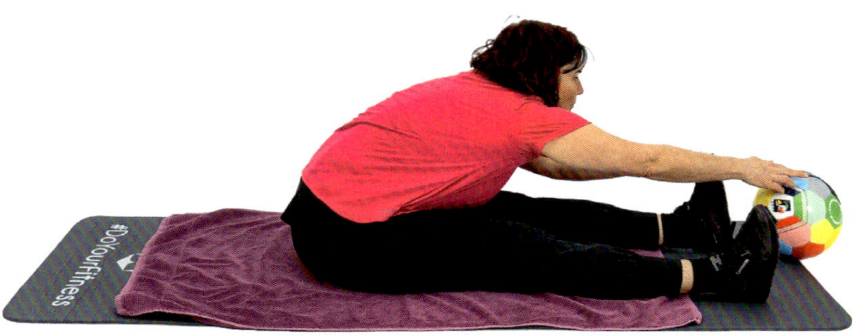

Halswirbelsäule

Stellen Sie sich entspannt hin, die Füße sind etwa hüftbreit auseinander, die Knie leicht gebeugt und die Arme hängen locker nach unten.

Drehen Sie Ihren Kopf langsam so weit wie möglich nach links. Verharren Sie dort kurz und führen dasselbe nach rechts aus. 10 Wiederholungen, anschließend kurze Pause.
10–20 Wiederholungen und 2–3 Sätze.

- Halten Sie Ihren Kopf aufrecht!
- Spannen Sie den Bauch leicht an und halten Ihre Wirbelsäule gestreckt!

- Nehmen Sie die Atmung dazu: Zu Beginn kurz einatmen, bei der Bewegungsausführung nach rechts ausatmen, in der Endposition wieder einatmen und beim Drehen nach links wieder langsam ausatmen.
- Ziehen Sie zu Beginn das Kinn zum Brustbein und führen von dort beginnend die Aufgabe aus, ohne dabei den Kontakt Kinn-Brustbein zu lösen.

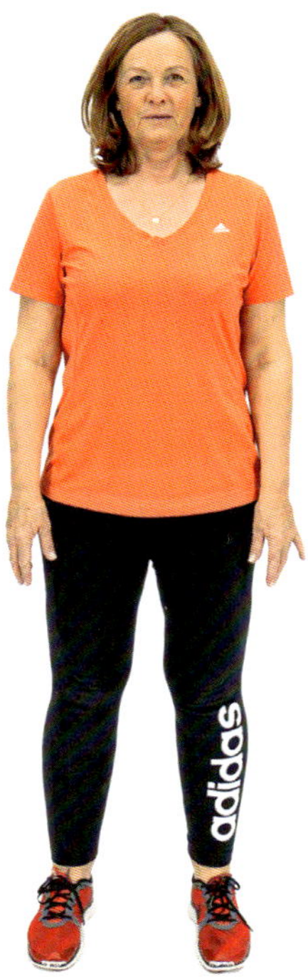

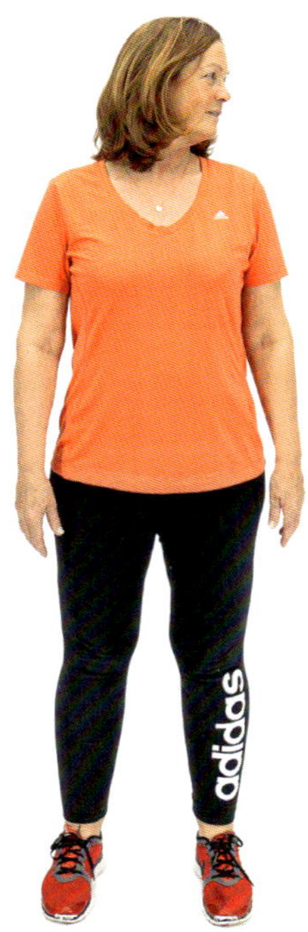

Fingergelenke

Setzen Sie sich entspannt auf einen Stuhl und halten Ihre Arme im Ellbogen abgewinkelt nach vorne. Die Handinnenflächen zeigen nach innen.

Winkeln Sie den Daumen und Ihre Finger nacheinander im ersten Fingergelenk rechtwinklig ab.
5–8 Wiederholungen und 2–3 Sätze.

- Atmen Sie gleichmäßig und ruhig!
- Setzen Sie sich aufrecht hin!

- Üben Sie vor- und rückwärts.
- Führen Sie die Aufgabe nur mit einer Hand durch.
- Schaffen Sie die Aufgabe, indem Sie mit einer Hand vorwärts und der anderen rückwärts üben?
- Legen Sie die Finger beider Hände ineinander, strecken die Finger aus und klappen diese jeweils alle einer Hand nach unten. Dann zurück und dasselbe mit der anderen Hand ausführen.
- Führen Sie die Aufgabe im Stehen aus.

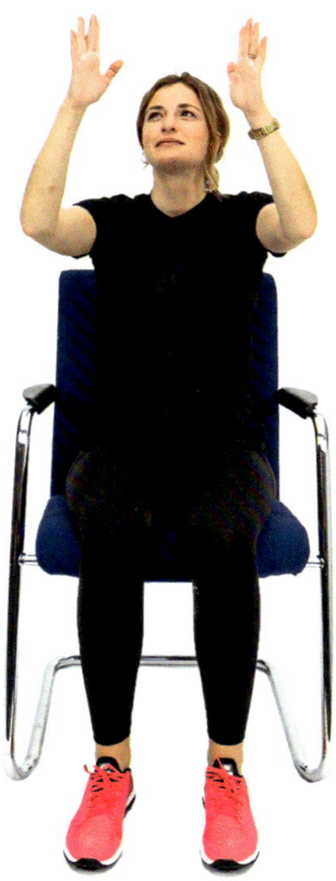

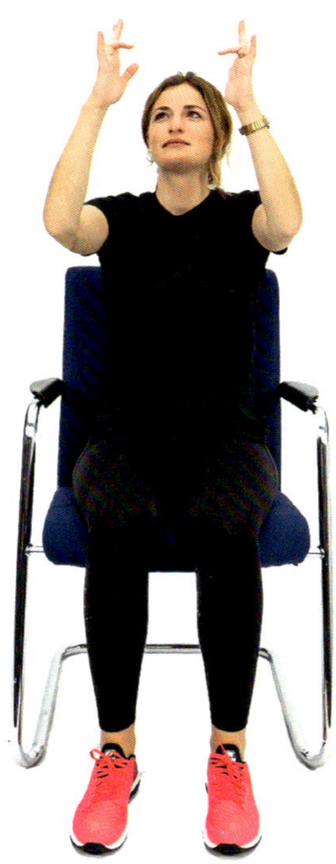

Fußgelenke

Legen Sie sich rücklings auf den Boden/eine Matte. Legen Sie Ihren Kopf evtl. auf ein flaches Kissen und Ihre Hände locker neben den Körper.

Klappen Sie Ihre Füße weit nach links und rechts. 20 Wiederholungen, dann 30 Sekunden Pause.
20–30 Wiederholungen mit 30 Sekunden Pause dazwischen und 2–3 Sätze.

Atmen Sie gleichmäßig!

- Halten Sie die Spannung in der Endposition kurz aufrecht.
- Im Wechsel die Füße nach außen wegklappen.
- Übung im Langsitz ausführen.

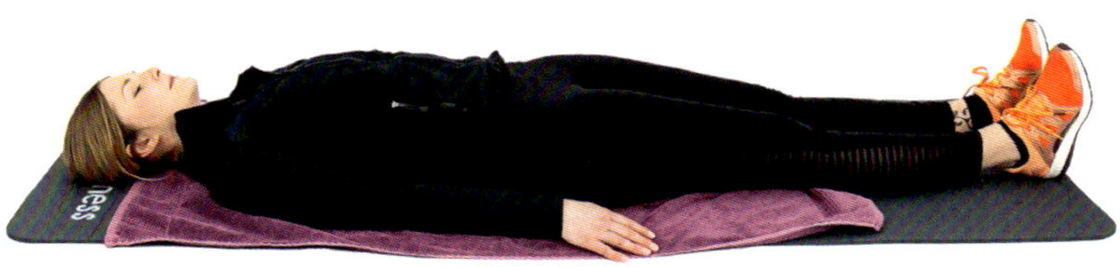

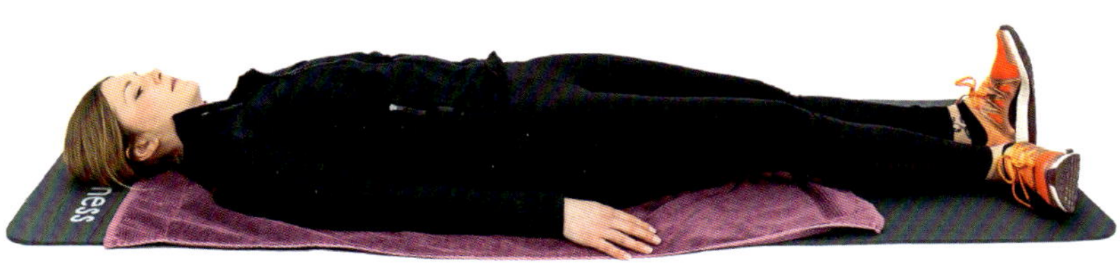

Schultergelenke

Stellen Sie sich entspannt hin, die Füße sind etwa hüftbreit auseinander und die Knie leicht gebeugt.

Führen Sie mit zur Seite gestreckten Armen kreisförmige Bewegungen nach vorne durch („Windmühle“). Beginnen Sie mit kleinen Kreisen und enden mit möglichst großen Kreisen. Anschließend verkleinern Sie wieder die Kreise bis zur Ausgangsposition. Dann dasselbe mit Drehungen nach hinten. 2 Wiederholungen, anschließend kurze Pause.
2–4 Wiederholungen und 2–3 Sätze.

- Halten Sie Ihren Rumpf stabil!
- Spannen Sie den Bauch leicht an und halten Ihre Wirbelsäule aufrecht!

- Beginnen Sie mit einem kleinen Kreis nach vorne und anschließend auf der gleichen Höhe nach hinten, dann einen etwas größeren Kreis nach vorne und hinten usw.
- Arme angewinkelt auf Schulterhöhe kreisen.

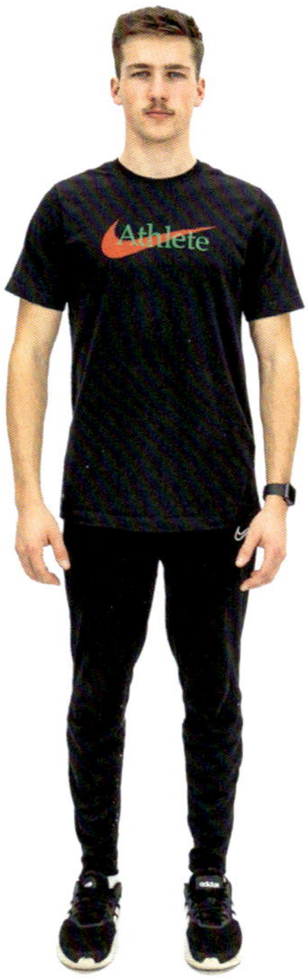

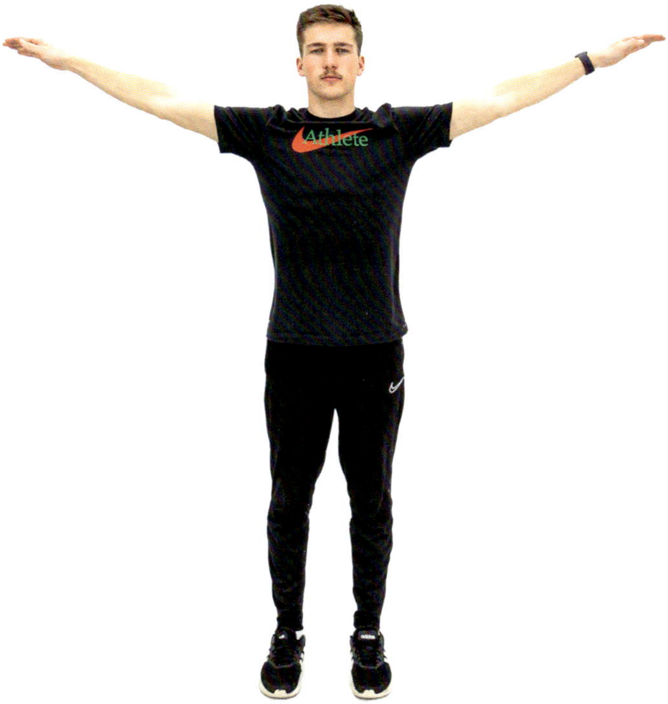

Handgelenke

Stellen Sie sich entspannt hin, die Füße sind etwa hüftbreit auseinander und die Knie leicht gebeugt.

Drehen Sie beide Hände kreisförmig um die eigene Handachse. Beginnen Sie mit kleinen Kreisen und hören mit größtmöglichem Umfang auf. 1 Minute und anschließend kurze Pause.
2–3 Sätze mit jeweils 1–2 Minuten Dauer.

Atmen Sie gleichmäßig und ruhig!

Jeden Umfang 2-mal drehen bevor der nächstgrößere an der Reihe ist.

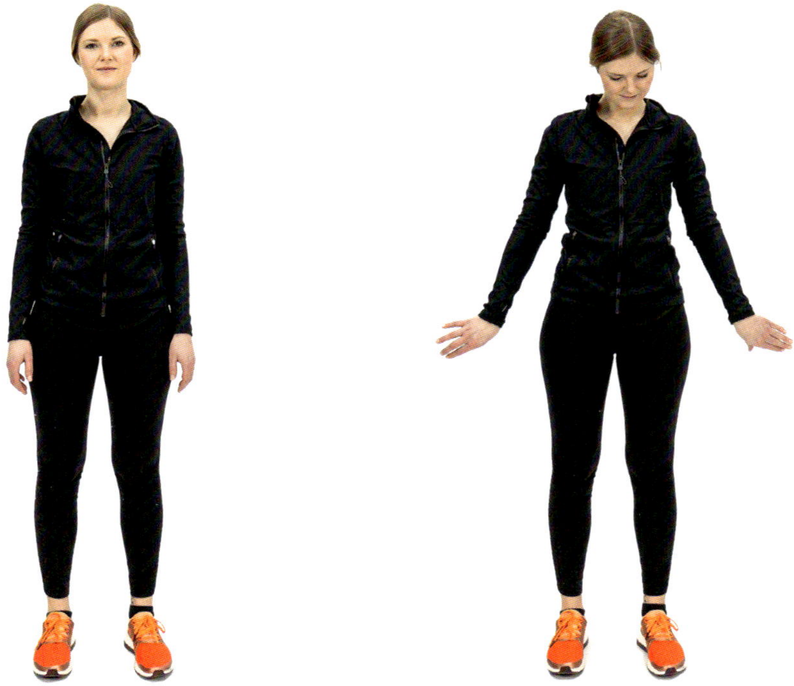

Handgelenke

Knien Sie sich auf den Boden/die Matte und stützen sich mit den Händen vorne ab („Vierfüßlerstand“). Ihre Fingerspitzen zeigen nach vorne.

Drehen Sie Ihre Hände möglichst weit nach hinten. 10 Wiederholungen, anschließend kurze Pause.
10–20 Wiederholungen und 2–3 Sätze.

- Atmen Sie gleichmäßig und ruhig!
- Fortlaufend wechseln!

Führen Sie die Aufgabe mit jeder Hand für sich aus.

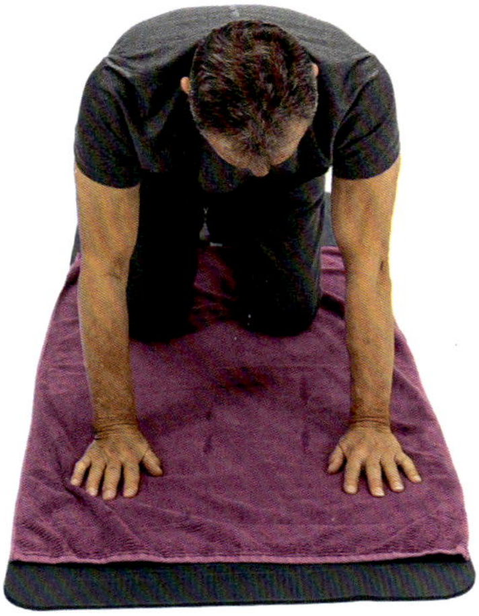

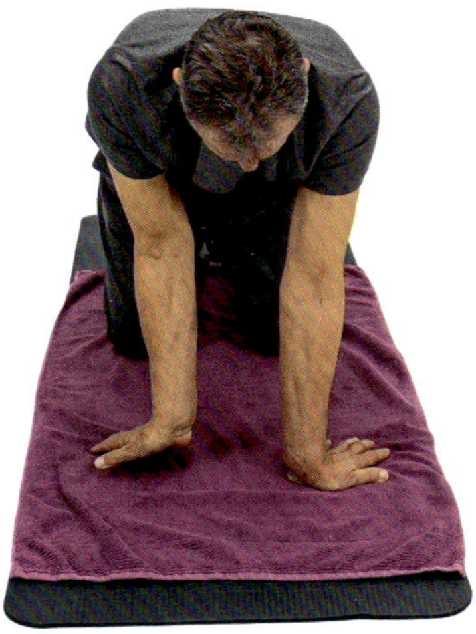

Schultergelenke

Stellen Sie sich entspannt hin, die Füße sind etwa hüftbreit auseinander und die Knie leicht gebeugt. Eine Hand hinter dem Kopf, die andere auf Bauchhöhe.

Führen Sie abwechselnd den linken, dann den rechten angewinkelten Arm hinter den Kopf. Dort zeigen die Handflächen nach oben. 20 Wiederholungen, anschließend kurze Pause.
22–30 Wiederholungen und 2–3 Sätze.

- Halten Sie Ihren Rumpf stabil!
- Spannen Sie den Bauch leicht an und halten Ihre Wirbelsäule aufrecht!

Die Arme führen abwechselnd folgende Bewegung aus: Arm einwärtsdrehen, hoch und rückwärts führen. Dann auswärtsdrehen und tief führen usw. Armwechsel nicht vergessen.

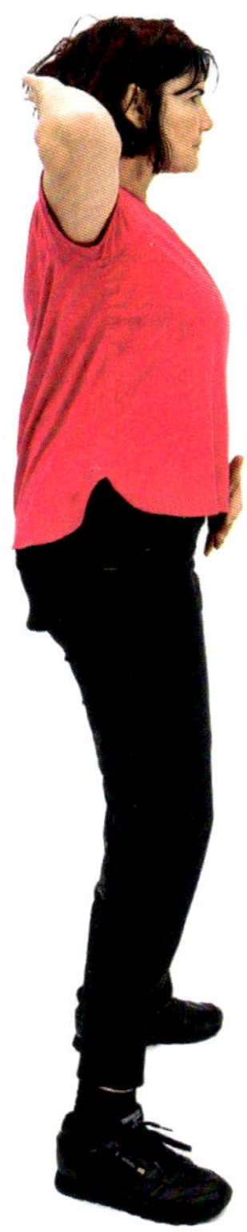

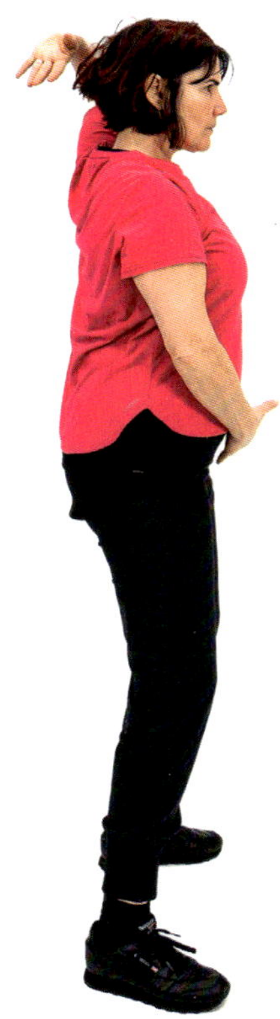

Fußgelenke

Stellen Sie sich auf die Zehenspitzen. Stützen Sie sich evtl. an der Wand ab.

Senken Sie langsam Ihre Füße ab und stellen sich auf die Fersen. Anschließend „rollen“ Sie wieder zurück in den Zehenstand. 5 Wiederholungen, anschließend kurze Pause.
5–8 Wiederholungen und 2–3 Sätze.

Ziehen Sie die Zehen möglichst hoch!

Barfuß oder in Socken ist die Wirkung am besten!

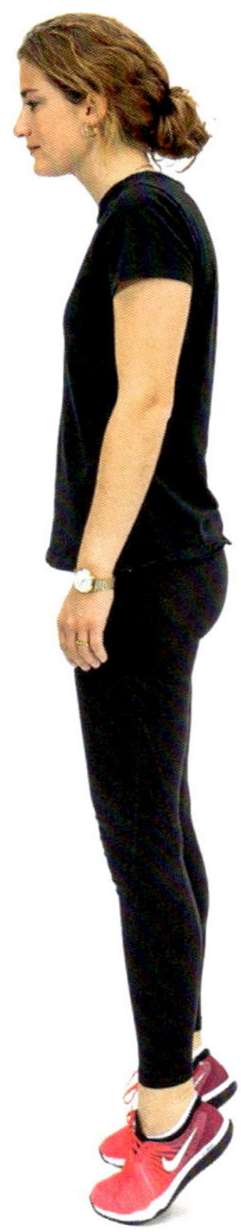

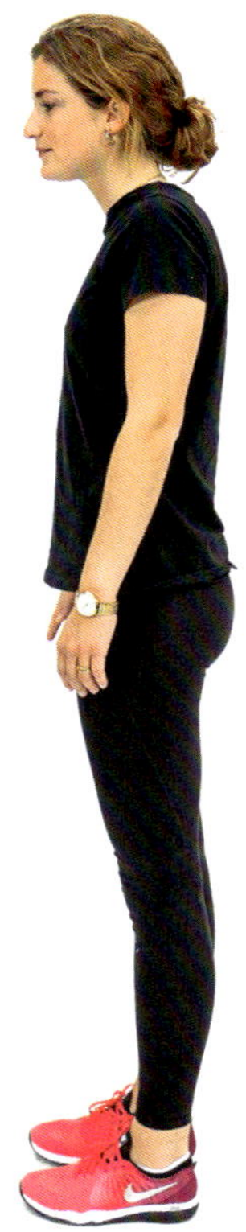

Finger

Legen Sie Ihre rechte Hand mit gespreizten Fingern auf einen Tisch.

Heben Sie alle Finger, beginnend mit dem Daumen nacheinander langsam vom Tisch und halten diesen für ein bis zwei Sekunden in der Höhe, senken diesen dann wieder ab und fahren mit dem Zeigefinger fort usw. 5 Wiederholungen, anschließend Handwechsel und dann kurze Pause.
5–10 Wiederholungen und 2–3 Sätze.

Üben Sie langsam und bewusst!

- Erhöhen Sie das Wechseltempo und halten in der Luft nur kurz an.
- Nach jedem Durchgang Handwechsel.
- Üben Sie mit beiden Händen gleichzeitig.

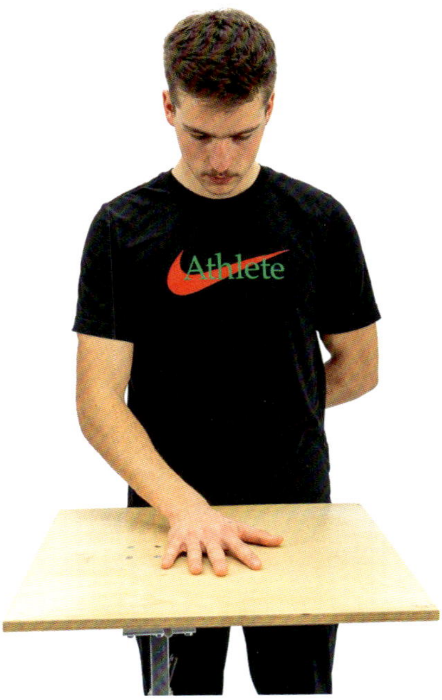

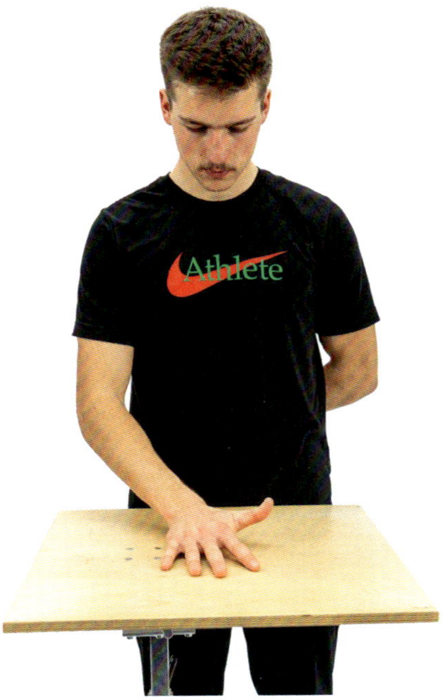

Zehen

Setzen Sie sich rücklings auf den Boden/eine Matte, winkeln Ihre Beine an und stellen Ihre Füße auf den Boden.

Heben Sie der Reihe nach Ihren Zehen in die Luft. Halten Sie jede einzelne Zehe dort für ein bis zwei Sekunden und stellen sie dann wieder ab. 3 Wiederholungen, dann Fußwechsel.
3–5 Wiederholungen pro Fuß und 2–3 Sätze.

Langsam und bewusst üben!

- Setzen Sie sich auf einen Stuhl.
- Üben Sie mit beiden Füßen gleichzeitig.
- Bewegen Sie im Stand Ihre Füße wie eine Raupe.
- Legen Sie ein Handtuch, einen Stift vor Ihre Füße und versuche diese zu greifen.
- Üben Sie mit Hand und Fuß gleichzeitig: Daumen und große Zehe hoch, dann Zeigefinger und zweite Zehe, ...

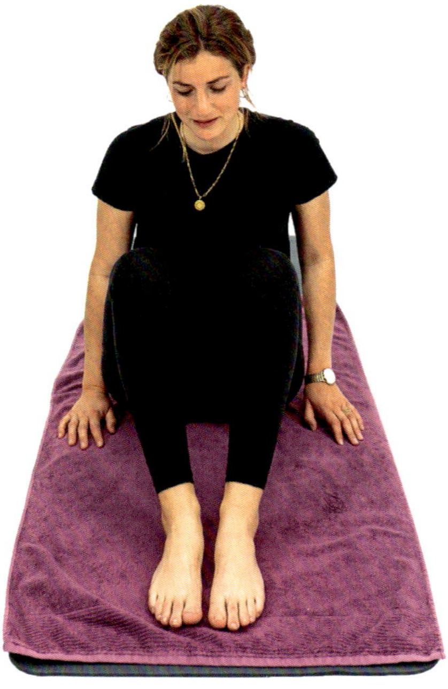

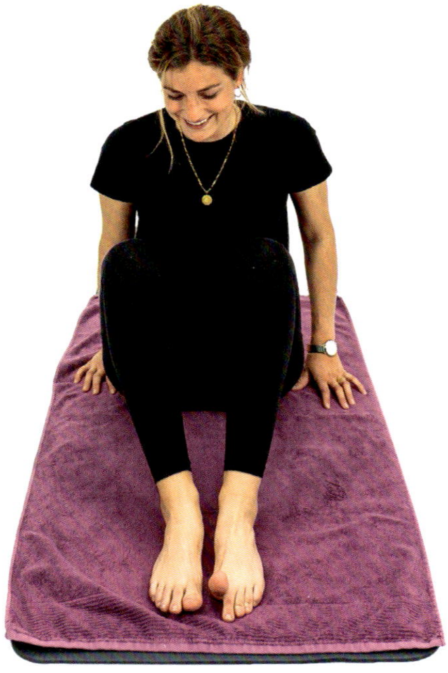

Kniescheibe

Setzen Sie sich rücklings auf den Boden/eine Matte.

Bewegen Sie mit Ihrer linken Hand Ihre linke Kniescheibe langsam nach links, rechts, vorne und hinten. Dauer: ca. 1 Minute. Anschließend rechte Hand und rechte Kniescheibe.
2–3 Wiederholungen pro Kniescheibe und 2–3 Sätze.

Üben Sie langsam und bewusst!

- Bewegen Sie Ihre Kniescheibe 10-mal nach links und rechts und dann 10-mal nach vorne und hinten.
- Setzen Sie sich auf einen Stuhl und führen die Aufgabe mit gestreckten Beinen aus. Die Fersen liegen dabei auf dem Boden.

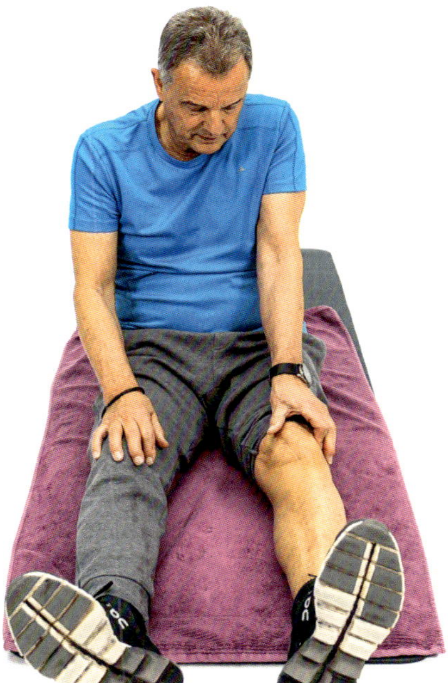

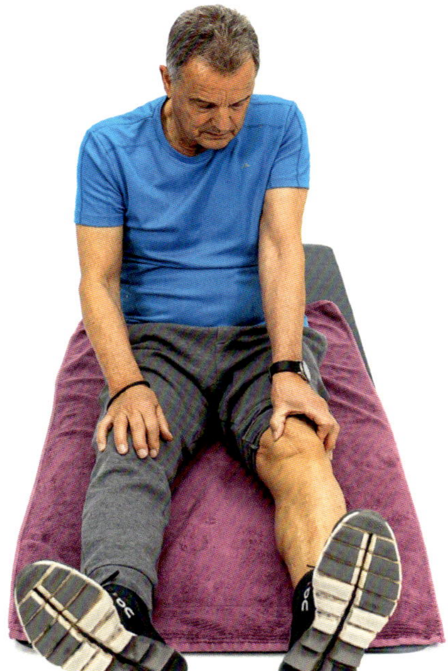

Finger

Stellen Sie sich locker hin, strecken Ihre rechte Hand aus und stützen diese von unten mit der linken Hand.

Beugen Sie alle Finger, beginnend mit dem Daumen, nach unten in Richtung Handinnenseite und verweilen dort für einige Sekunden. Anschließend richten Sie den Daumen bzw. Finger wieder auf und fahren mit dem nächsten fort. 3 Wiederholungen, anschließend Handwechsel und dann kurze Pause.
3–5 Wiederholungen und 2–3 Sätze.

Üben Sie langsam und bewusst!

- Nicht mehr von vorne (Daumen) beginnen, sondern das Ganze sofort rückwärts (kleiner Finger, Ringfinger...).
- Daumen zeigt immer nach oben und die anderen Finger werden zusammen zur Handinnenfläche gebogen. Einige Sekunden halten, dann Hand wieder öffnen.
- Halten Sie Ihre Finger gestreckt und krümmen dann alle gemeinsam nicht innen. Es entsteht ein „O“. Position wieder halten, dann wieder alle Finger strecken und von vorne.
- Üben Sie mit beiden Händen gleichzeitig.

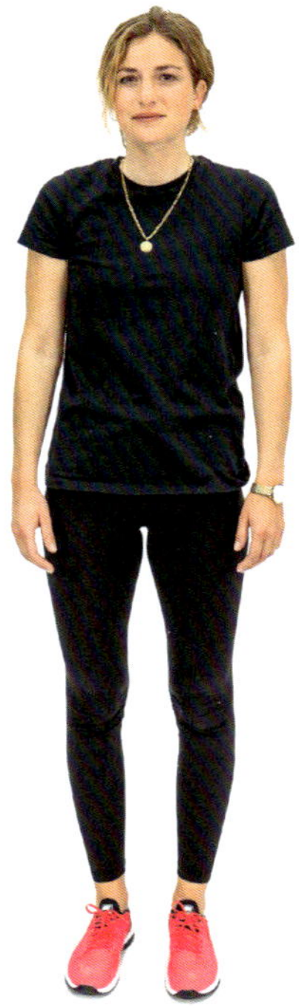

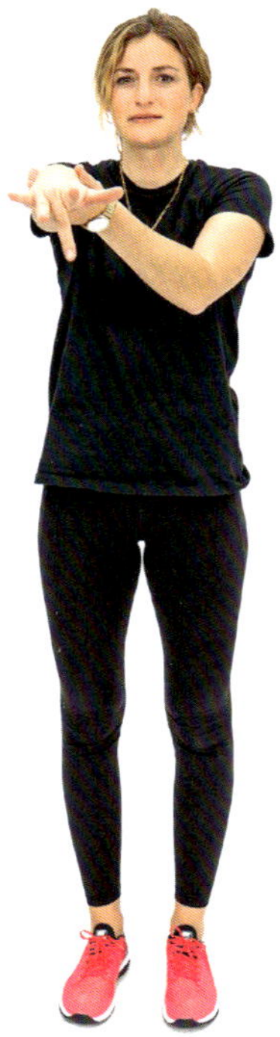

Nacken

Stellen Sie sich locker hin und führen Ihr Kinn Richtung Brust.

Heben Sie den Kopf an und legen diesen auf Ihrer rechten Schulter ab. Anschließend wieder zur Mitte, absenken und das Ganze nach links ausführen.
6–8 Wiederholungen und 2–3 Sätze.

Üben Sie langsam und bewusst!

Achten Sie auf Ihre Atmung und atmen Sie in der Mitte ein und auf den Seiten langsam aus.

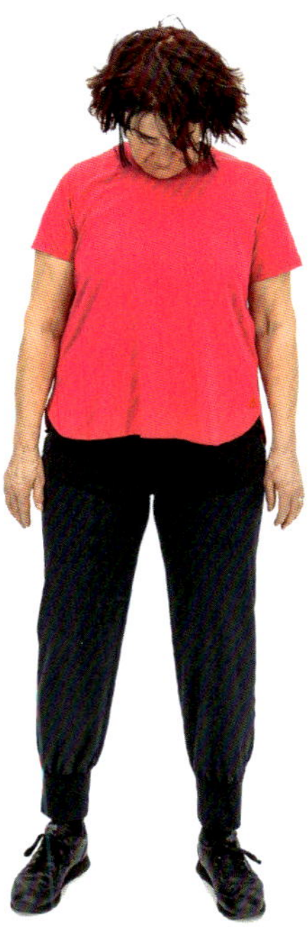

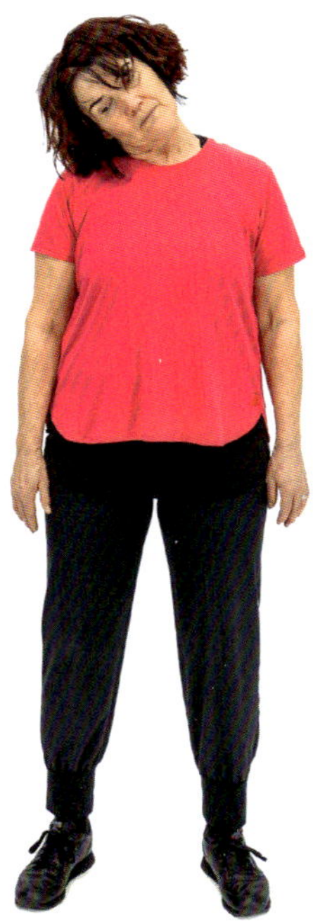

Lendenwirbel, Becken

Legen Sie sich rücklings auf die Matte, winkeln die Beine hüftbreit an und stellen diese auf die Zehenspitzen.

Rollen Sie Ihre Wirbelsäule/Ihren Beckenboden von unten beginnend langsam Richtung Bauch. Der untere Rücken hebt sich behutsam vom Boden ab, verharrt für kurze Zeit in der „niederen Brücke“ und bewegt sich langsam, Wirbel für Wirbel, wieder in die Ausgangsposition. 5 Wiederholungen.
5–8 Wiederholungen pro Seite und 2–3 Sätze.

Atmen Sie gleichmäßig und ruhig!

Nehmen Sie die Atmung dazu: Beim Anheben ein-, beim Absenken ausatmen.

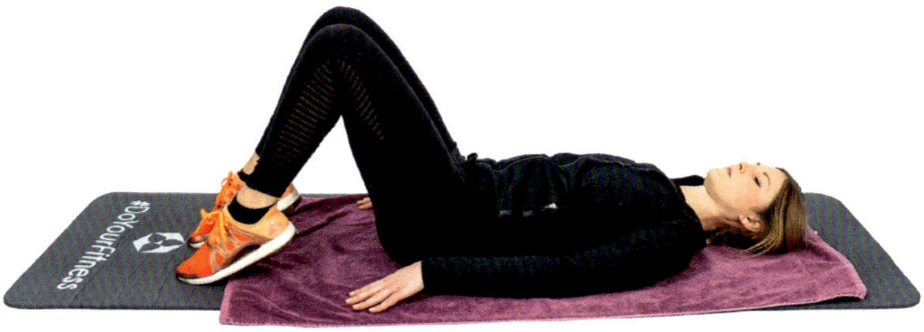

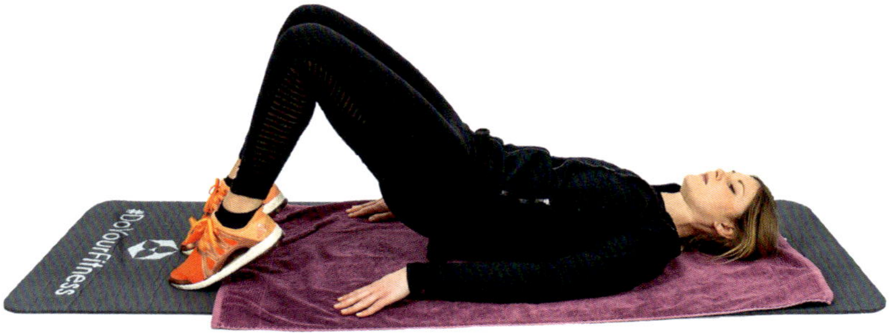

Hüfte, Becken

Legen Sie sich seitlich auf die Matte und winkeln die Beine geschlossen an. Legen Sie Ihren Kopf auf den abgewinkelten, unteren Arm.

Bewegen Sie Ihr oberes Bein langsam schräg auf und ab. 7 Wiederholungen und anschließend Seitenwechsel.
7–10 Wiederholungen pro Seite und 2–3 Sätze.

Atmen Sie gleichmäßig und ruhig!

Nehmen Sie die Atmung dazu: Beim Anheben ein-, beim Absenken ausatmen.

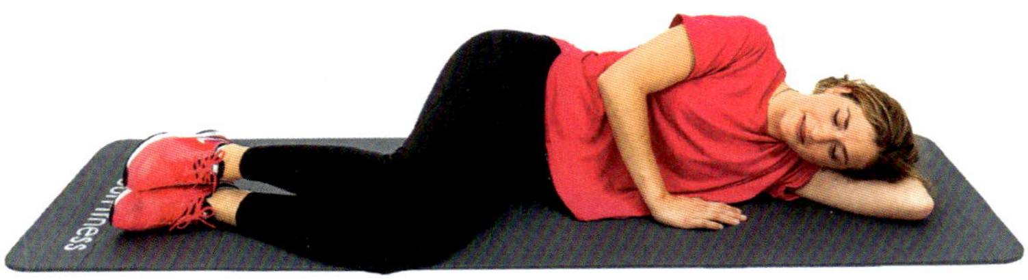

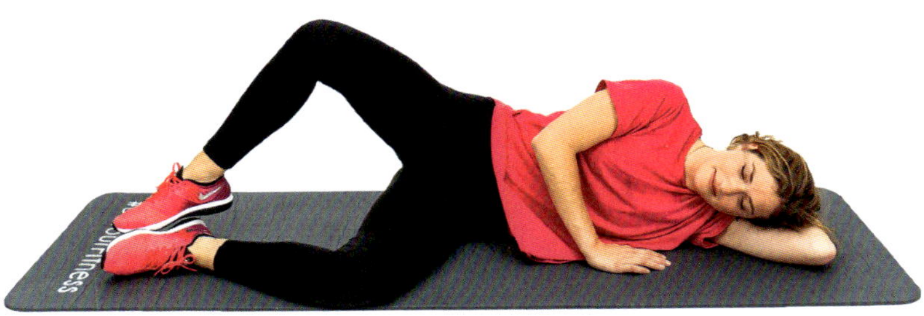

Adduktoren, Leiste

Setzen Sie sich im Schneidersitz (Fußsohlen liegen aneinander) auf den Boden/ eine Matte. Fassen Sie mit Ihren Händen Ihre Fesseln.

Wippen Sie mit Ihren Knien für 30 Sekunden locker auf und ab. Nach kurzen Pausen wiederholen Sie die Aufgabe 2-mal.
2–4 Wiederholungen mit 15–20 Sekunden bzw. 5 Atemzügen und 2–3 Sätze.

- Achten Sie auf eine aufrechte Sitzposition (Ihr Kopf wird mit einem Faden zur Decke gezogen)!
- Atmen Sie dabei bewusst tief aus und ein!

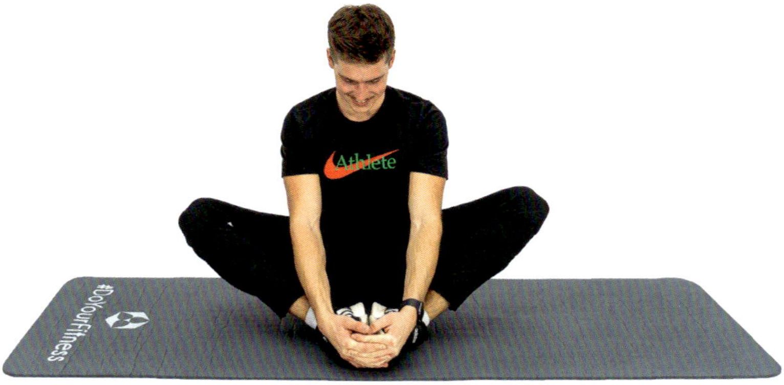

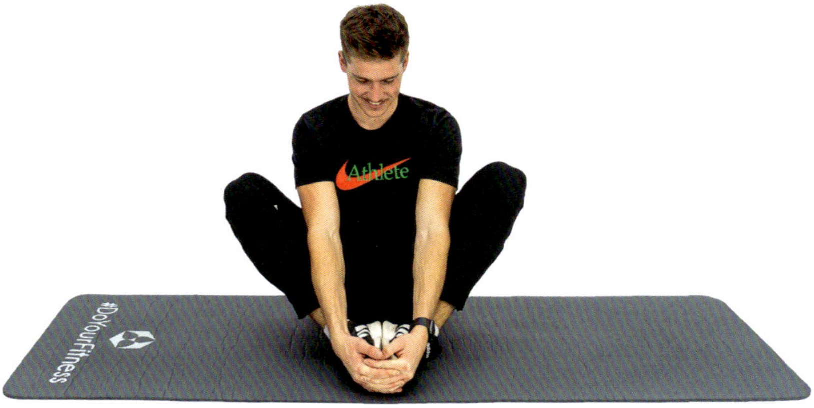

Wirbelsäule

Setzen Sie sich im Schneidersitz auf den Boden/eine Matte. Legen Sie die Finger ineinander und strecken Ihre Hände waagerecht nach vorne.

Führen Sie nun Ihre Arme waagerecht nach links, zurück zur Mitte und dann nach rechts. Führen Sie diese Aufgabe langsam für 30 Sekunden aus. Nach kurzen Pausen wiederholen Sie die Aufgabe 2-mal.
2–4 Wiederholungen mit 15–20 Sekunden bzw. 5 Atemzüge und 2–3 Sätze.

- Halten Sie während der gesamten Aufgabe Ihre Arme waagerecht!
- Atmen Sie dabei bewusst tief aus und ein!

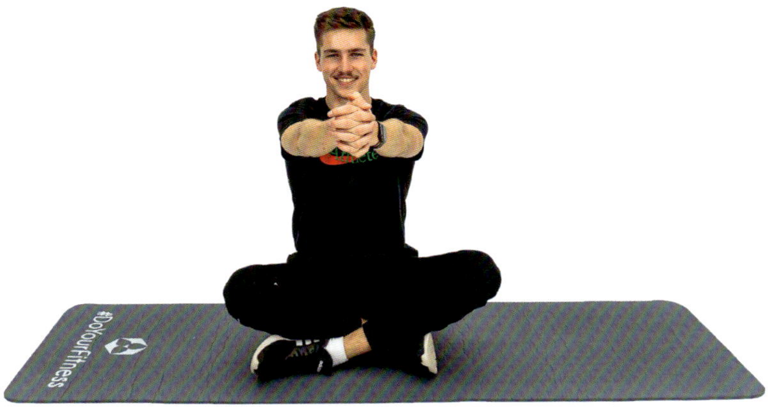

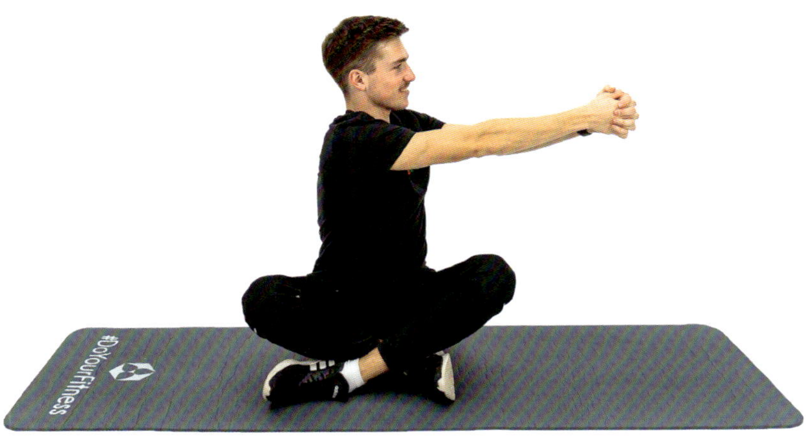

Hüfte, Knie, Handgelenke

Stellen Sie sich entspannt hin, die Füße sind etwa schulterbreit auseinander, Knie leicht gebeugt und halten Sie den Ball in Ihren Händen.

Heben Sie ein Bein gebeugt an und geben Sie den Ball unter dem abgewinkelten Bein durch und führen dies sofort anschließend auf der anderen Seite aus („Ball beschreibt eine liegende Acht“).
10–20 Wiederholungen und 2–3 Sätze.

- Atmen Sie ruhig und gleichmäßig!
- Beginnen Sie mit langsamem Tempo!

- Steigern Sie Ihr Tempo.
- Heben Sie das Bein möglichst hoch an.

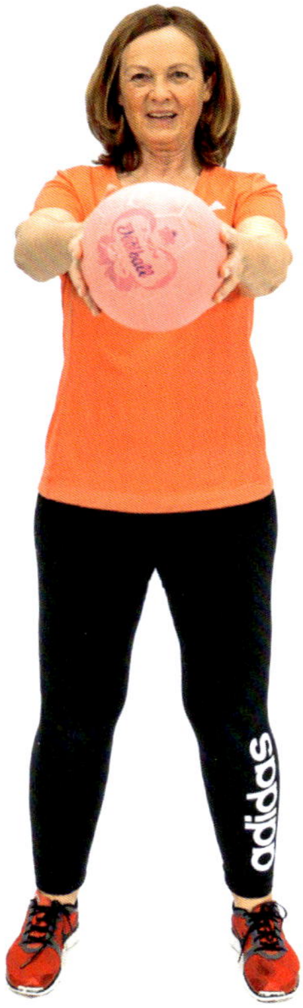

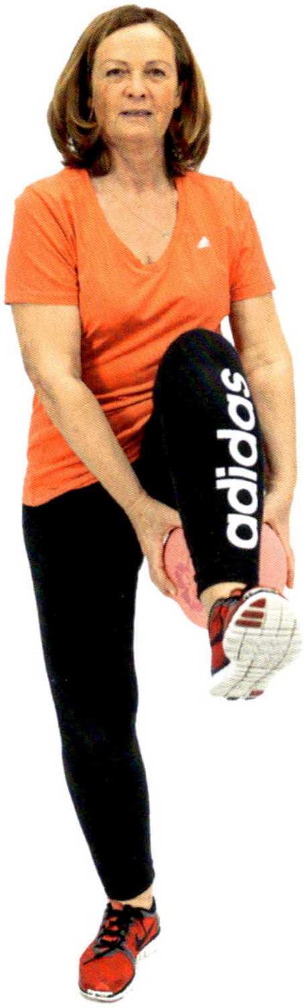

Fußgelenke

Stellen Sie sich entspannt hin, die Füße sind etwa schulterbreit auseinander und der Ball liegt vor Ihnen.

Spielen Sie den Ball mit der Innenseite des rechten Fußes leicht nach vorne und ziehen diesen anschließend mit der Fußsohle wieder zum Körper. Nach 10 Wiederholungen wechseln Sie das Spielbein.
10–20 Wiederholungen und 2–3 Sätze.

- Atmen Sie ruhig und gleichmäßig!
- Beginne Sie langsam!
- Strecken Sie beim Nachvornespielen den Fuß ganz durch!

- Spieltempo steigern.
- Immer im Wechsel rechts, dann links spielen.
- 3-mal rechts, dann 3-mal links spielen.

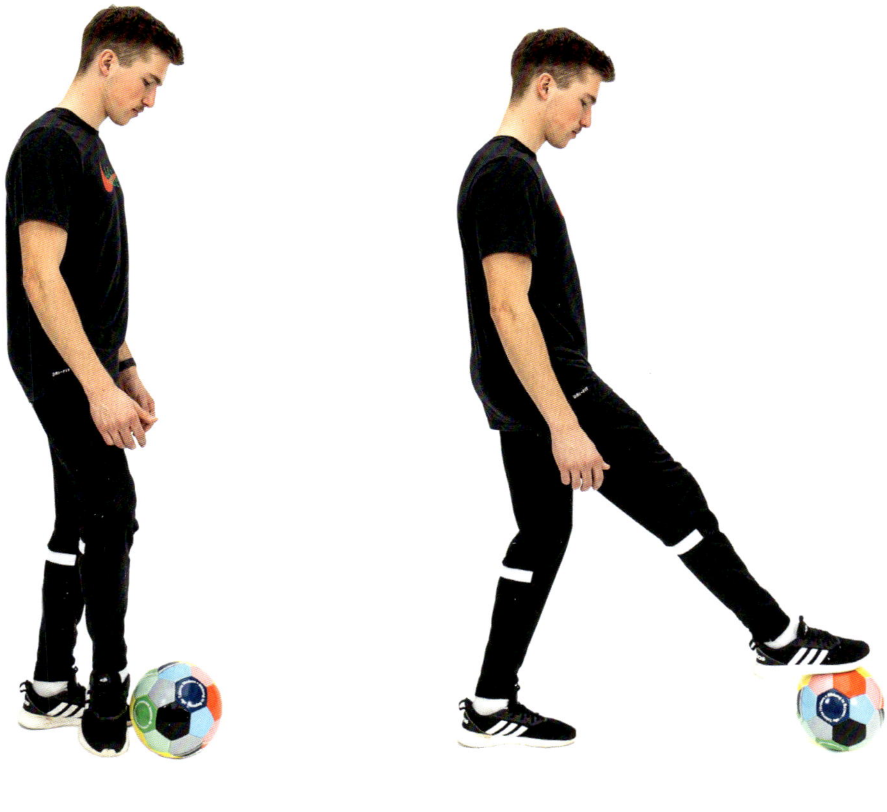

Hüftgelenke

Stellen Sie sich entspannt hin, die Füße sind etwa schulterbreit auseinander und halten Sie den Ball mit beiden Händen.

Heben Sie das rechte Bein möglichst gestreckt bis zur Waagerechten hoch und umkreisen den rechten Oberschenkel mit dem Ball. Anschließend dasselbe mit dem linken Bein. Je Beinseite 10 Wiederholungen und anschließend kurze Pause. ***10–20 Wiederholungen pro Bein und 2–3 Sätze.***

- Atmen Sie ruhig und gleichmäßig!
- Beginnen Sie mit langsamem Tempo!

3-mal rechts, dann 3-mal links das Bein umkreisen.

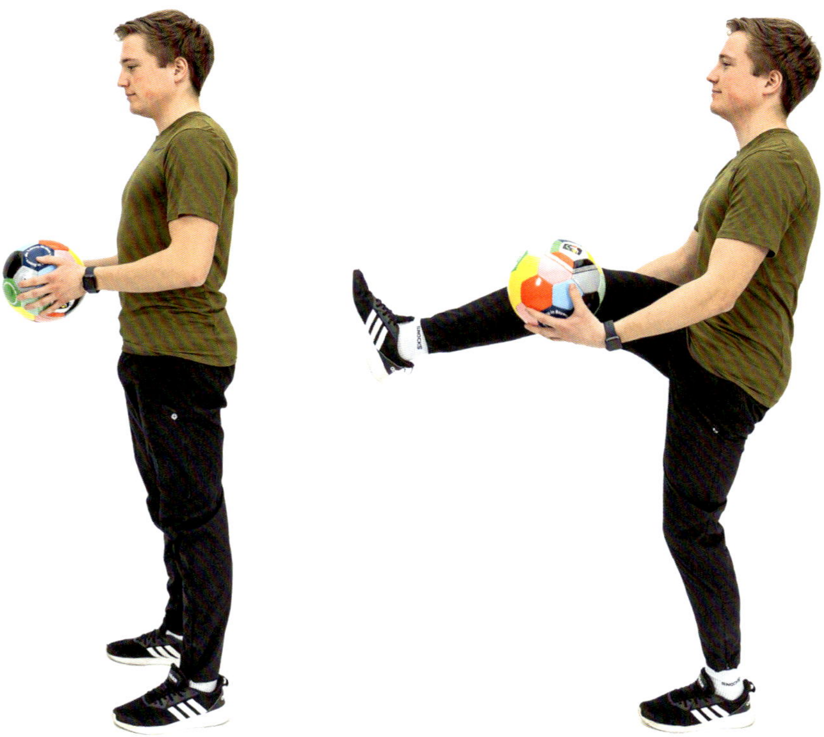

Fußgelenke

Setzen Sie sich rücklings auf den Boden/eine Matte. Ihre Hände stützen Sie hinter dem Körper ab und der Ball liegt auf Ihren Füßen.

Rollen Sie nun den Ball leicht hin und her, indem Sie Ihre Fußspitzen möglichst weit vom Körper strecken (Ball rollt nach vorne) und anschließend zum Körper ziehen (Ball rollt zurück). Gleichmäßig für ca. 1 Minute üben.
2- bis 3-mal ca. 1 Minute mit 30 Sekunden Pause dazwischen.

- Atmen Sie gleichmäßig!
- Evtl. Beine weiter auseinanderlegen!

- Halten Sie die Spannung in der Endposition kurz aufrecht.
- Ohne Ball.
- Strecken Sie jedes Bein abwechselnd nach vorne.
- Aufgabe im Sitzen ausführen.

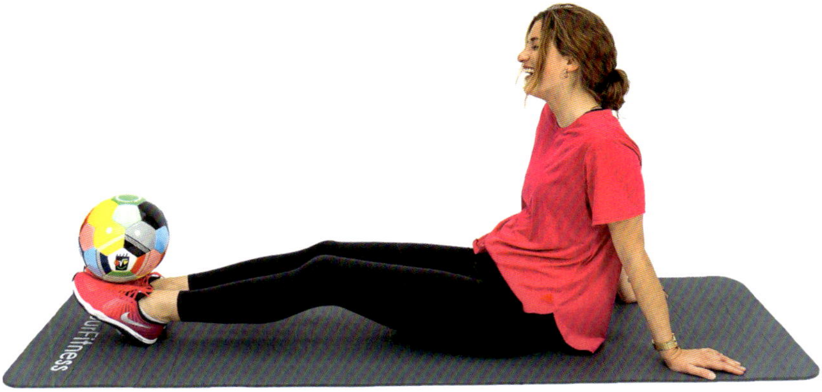

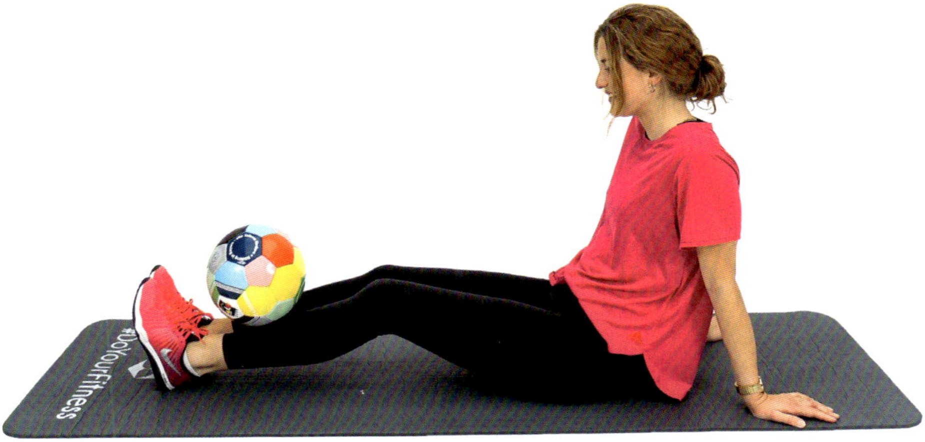

Handgelenke

Stellen Sie sich entspannt hin, die Füße sind etwa schulterbreit auseinander, Knie leicht gebeugt und legen Sie den Ball auf eine Handinnenfläche.

Drehen Sie den Arm so, dass anschließend der Ball auf dem Handrücken liegt. 5 Wiederholungen, dann Handwechsel und anschließend kurze Pause.
5–10 Wiederholungen und 2–3 Sätze.

- Atmen Sie ruhig und gleichmäßig!
- Beginnen Sie mit langsamem Tempo!

Steigern Sie Ihr Tempo.

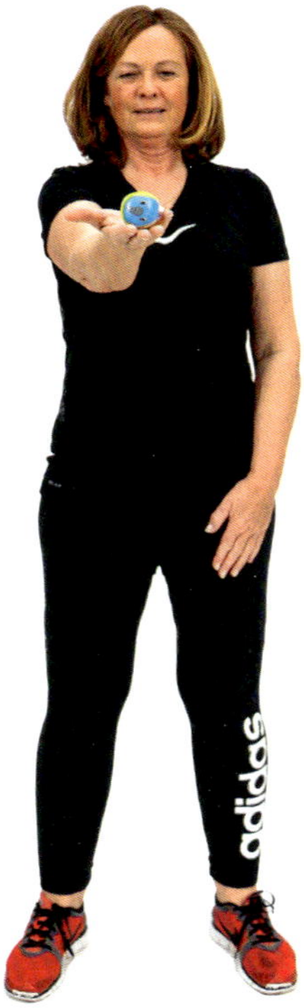

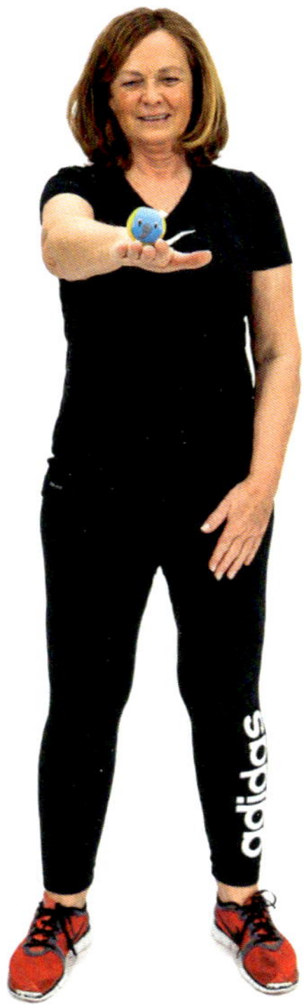

Dehnung der Rückenmuskulatur

Füße stehen schulterbreit auseinander und die Kniegelenke sind leicht gebeugt. Überkreuzen Sie die Beine, indem Sie das rechte Bein über das linke stellen und drücken die Unterschenkel gegeneinander. Verschränken Sie Ihre Finger im Nacken und strecken den Kopf Richtung Decke.

Drehen Sie nun Ihren Rumpf langsam nach links, bis Sie einen Widerstand spüren. Halten Sie diese Position 20 Sekunden bevor Sie in die Ausgangsposition zurück gehen. Lockern Sie anschließend kurz die Schultern und Beine. Wiederholen Sie die Aufgabe 2- bis 3-mal.
Anschließend führen Sie die Aufgabe auf der anderen Seite aus: linkes Bein über das rechte stellen und den Rumpf ebenfalls nach rechts drehen. Wiederholen Sie die Aufgabe auch auf dieser Seite 2- bis 3-mal.
3–5 Wiederholungen pro Seite mit je 15–20 Sekunden bzw. 5 Atemzügen Haltezeit und 2–3 Sätze.

Konzentriert und ruhig atmen!

Aufgabe im Sitzen ausführen.

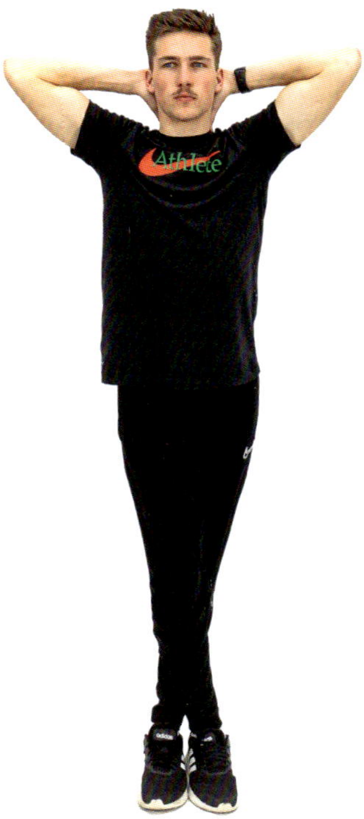

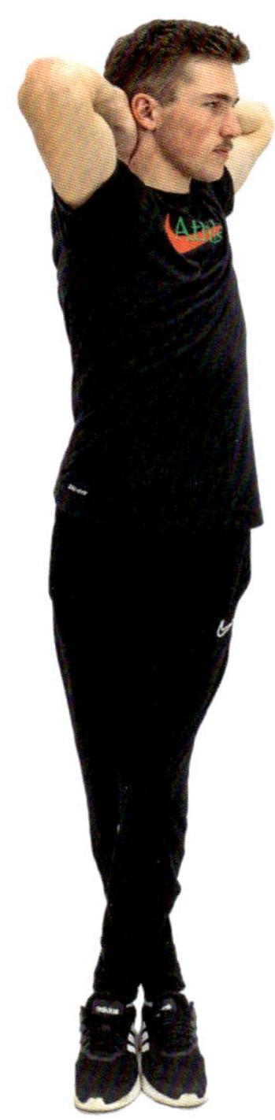

Dehnung des Hüftbeugemuskels

Machen Sie einen großen Ausfallschritt, beugen das vordere Bein (möglichst rechter Winkel zwischen Unter- und Oberschenkel) und setzen Sie das Kniegelenk des hinteren Beines vorsichtig auf den Boden.

Schieben Sie Rumpf und Becken langsam nach vorne bis Sie eine Spannung in der Leistenregion spüren. Halten Sie die Spannung 5 Atemzüge. Anschließend Beinwechsel. Wiederholen Sie die Aufgabe 3-mal.
3- bis 4-mal 15–20 Sekunden bzw. 5 Atemzüge pro Seite und 2–3 Sätze.

Sicheren Stand beachten!

- Hände stützen sich zur Erleichterung auf dem vorderen Knie ab.
- Ziehen Sie mit den Händen Rumpf und Becken aktiv nach vorne

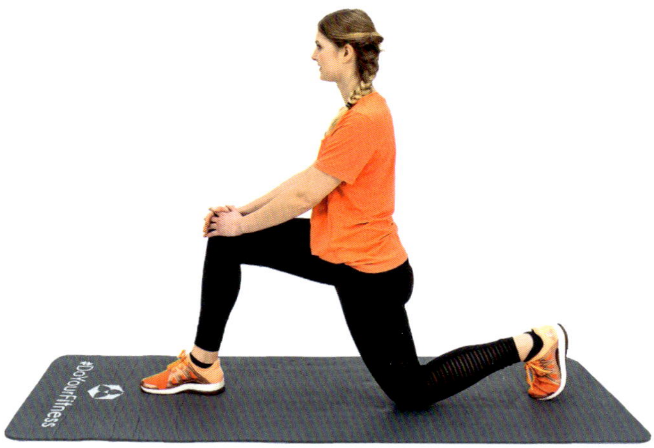

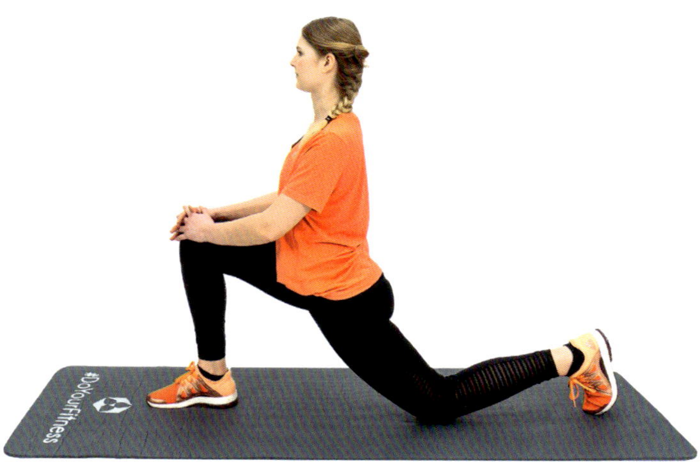

Dehnung der seitlichen Rumpfmuskulatur

Füße stehen hüftbreit auseinander und die Kniegelenke sind leicht gebeugt. Führen Sie Ihre Arme über den Kopf und fassen dann mit der linken Hand das rechte Handgelenk.

Neigen Sie den Oberkörper leicht nach links und ziehen anschließend mit der linken Hand den rechten Arm nach links oben. Halten Sie diese Position 15–20 Sekunden bevor Sie die Arme wieder lösen und dies jetzt auf der anderen Seite ausführen. Wiederholen Sie die Aufgabe auf jeder Seite 3-mal.
3–5 Wiederholungen pro Seite mit je 15–20 Sekunden bzw. 5 Atemzügen Haltezeit und 2–3 Sätze.

- Konzentriert und ruhig atmen!
- Der Bauch ist angespannt und Rumpf und Becken sind stabil!

- Führen Sie die Aufgabe im Sitzen aus.
- Überkreuzen Sie Ihre Beine und führen die Aufgabe dann zur Seite des vorderen Beines aus.

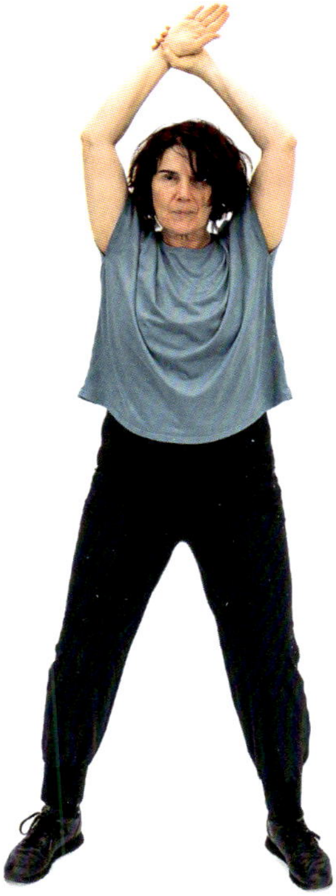

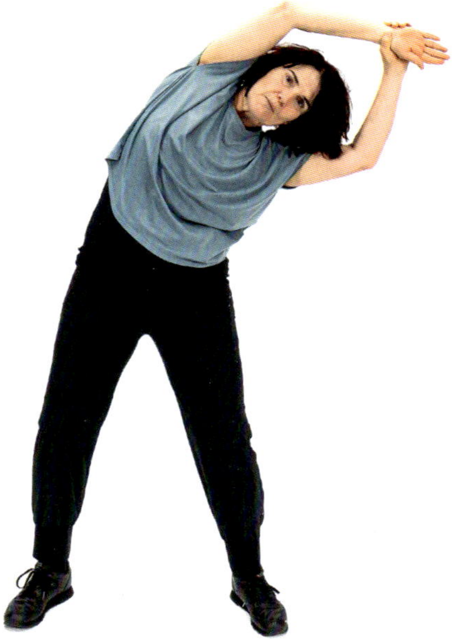

Dehnung der Rückenmuskulatur

Knien Sie mit beiden Beinen auf dem Boden und legen Ihre Oberschenkel auf die Waden und das Gesäß auf den Fersen („Fersensitz“) ab.

Legen Sie den Oberkörper auf die Oberschenkel, Kopf berührt dabei den Boden, die Hände werden Richtung Ferse gestreckt und dort abgelegt. Halten Sie die Spannung 4 Atemzüge. Wiederholen Sie die Aufgabe 4-mal.
4–6 Wiederholungen mit je 10–15 Sekunden bzw. 4 Atemzüge und 2–3 Sätze.

Weiche Unterlage für die Knie!

Yogamatte oder andere weiche Unterlage verwenden.

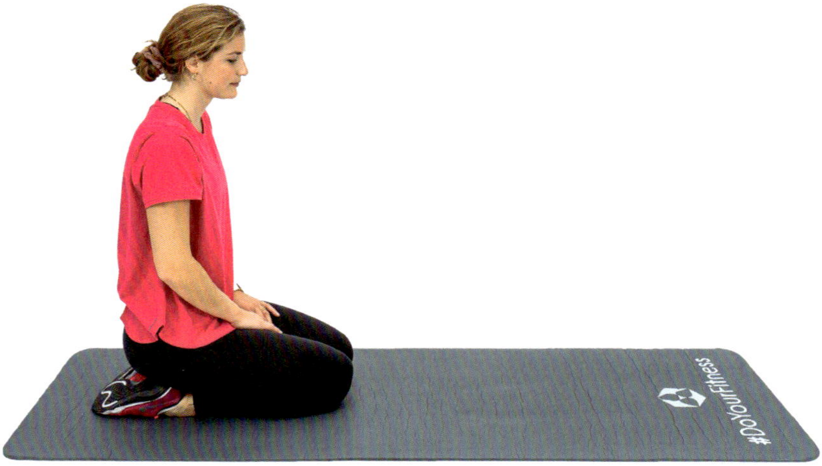

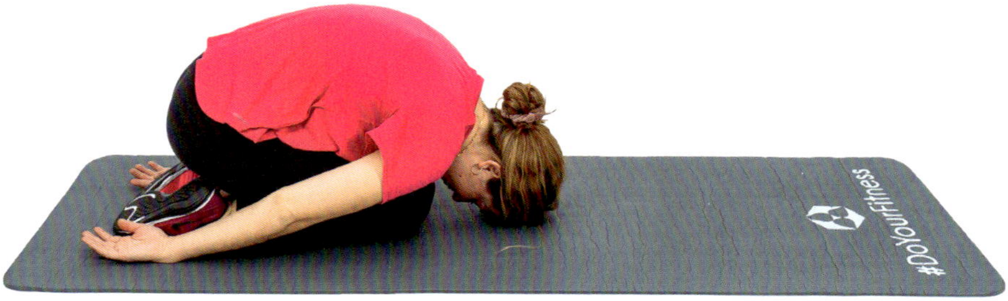

Dehnung der Rückenmuskulatur

Setzen Sie sich aufrecht auf die Vorderkante eines Stuhls, Beine sind gebeugt, stehen schulterbreit auseinander und legen Sie Ihre Hände auf die Knie.

Senken Sie behutsam Kopf, Oberkörper und Hände zwischen die Beine, bis die Hände den Boden berühren. Halten Sie die Spannung 5 Atemzüge bevor Sie in die Ausgangsposition zurückkehren. Wiederholen Sie die Aufgabe 3-mal.
3–4 Wiederholungen mit je 15–20 Sekunden bzw. 5 Atemzüge und 2–3 Sätze.

Konzentrieren Sie sich auf die Atmung!

Legen Sie die Handrücken auf den Boden.

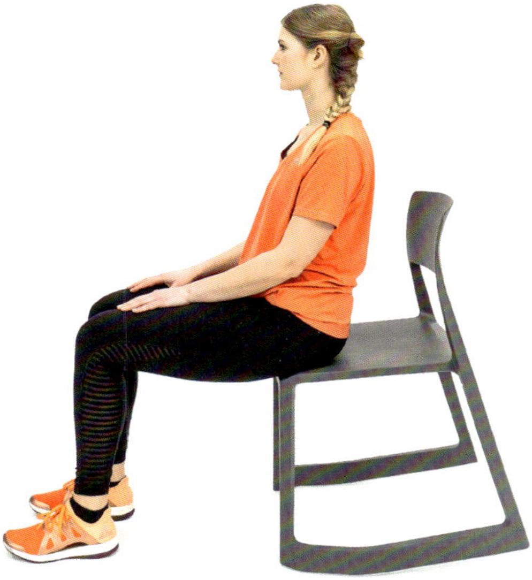

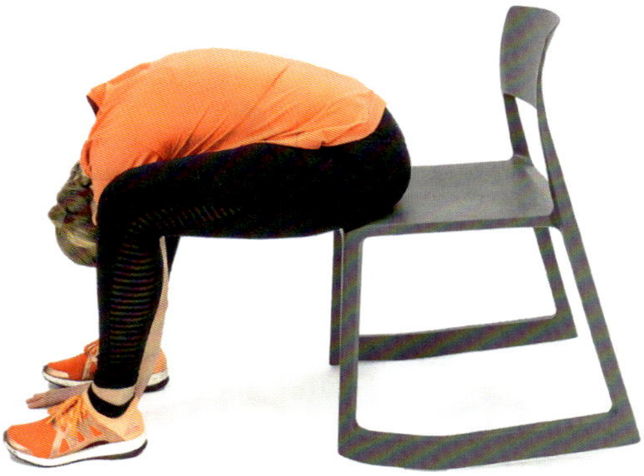

Dehnung der seitlichen Rumpfmuskulatur

Legen Sie sich mit angewinkelten Beinen rücklings auf den Boden. Die Arme sind zur Seite ausgestreckt.

Kippen Sie die Beine geschlossen nach rechts und drücken diese zum Boden. Drehen Sie anschließend den Kopf soweit es geht nach links. Halten Sie dort die Spannung für 20 Sekunden bevor Sie diese langsam auflösen und dasselbe zur anderen Seite durchführen. Danach kurze Pause und dann dasselbe 2-mal von vorne.
2–4 Durchgänge und 2–3 Sätze.

Knie möglichst nicht vom Boden lösen und Schultern nicht anheben!

- Legen Sie das gestreckte, obere Bein möglichst weit oben auf dem Boden ab.
- Langsam steigern, bis der ausgestreckte Arm auf der Gegenseite komplett abgelegt werden kann.

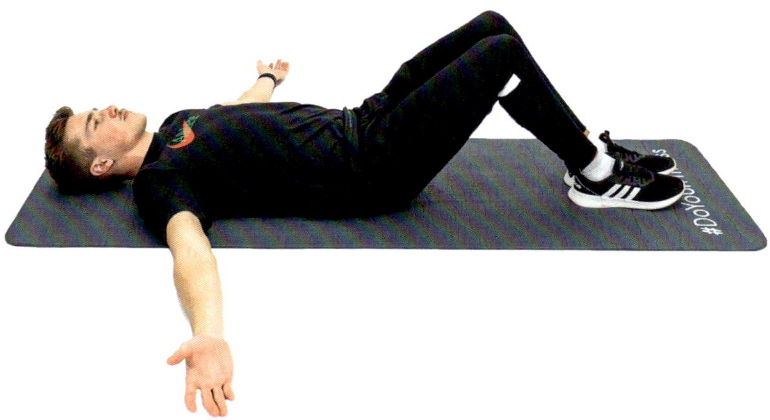

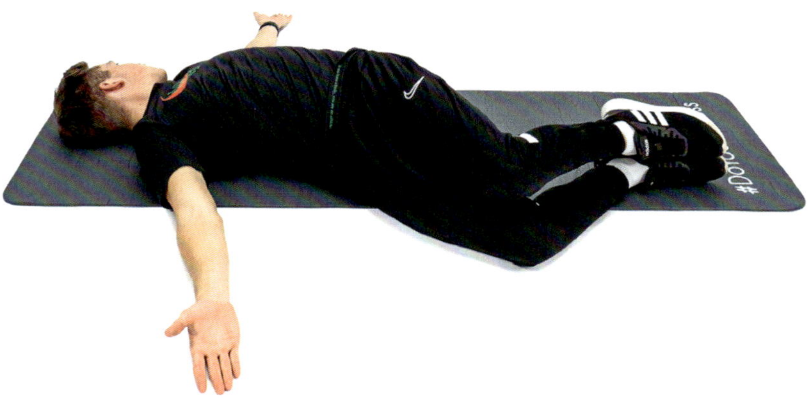

Dehnung der seitlichen Rumpfmuskulatur

Knien Sie mit beiden Beinen auf dem Boden („Kniestand“) und spreizen das linke Bein zur Seite ab und stellen dieses mit der Fußsohle auf den Boden. Stützen Sie sich mit der linken Hand oberhalb des linken Kniegelenkes ab.

Schieben Sie nun die linke Hand Richtung Fuß, indem Sie den Oberkörper langsam nach links beugen und dies durch aktives Schieben der rechten Hand nach links oben unterstützen. Anschließend Seitenwechsel. Halten Sie die Spannung jeweils für 4 Atemzüge und wiederholen das Ganze 2-mal.
2- bis 3-mal 10–15 Sekunden bzw. 4 Atemzüge pro Seite und 2–3 Sätze.

- Oberkörper bleibt während der ganzen Aufgabe aufrecht!
- Bauch leicht anspannen!

- Yogamatte oder andere weiche Unterlage verwenden.
- Legen Sie eine weiche Unterlage unter das Knie (Tennisring, Handtuch, ...)

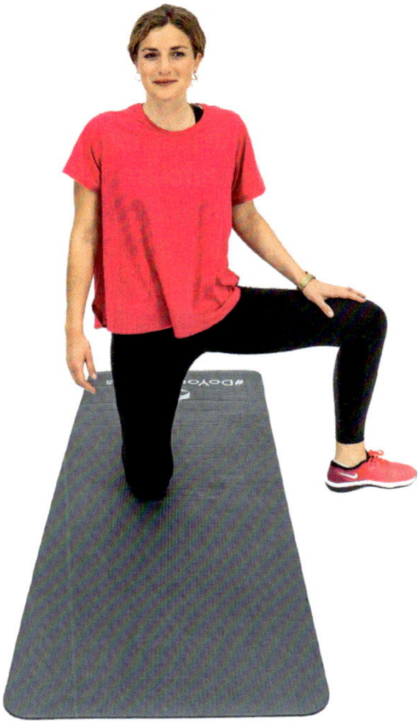

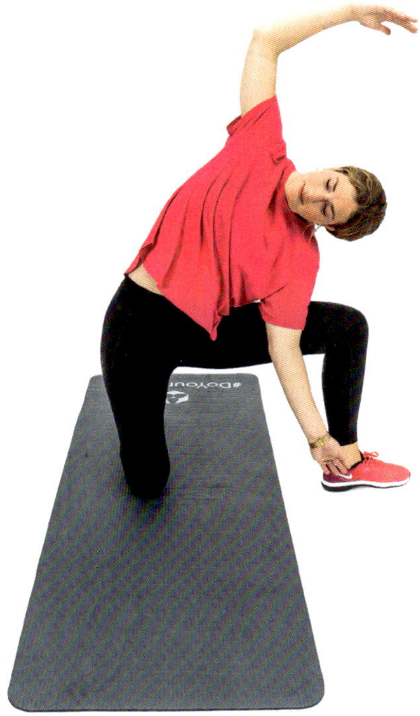

Dehnung der vorderen Hüft- und Oberschenkelmuskulatur

Stellen Sie sich auf einem Bein (z.B. links) an einen Tisch, auf dem Sie sich mit der freien Hand (ebenfalls links) abstützen können.

Strecken Sie Ihr Hüftgelenk, schieben Ihr Becken/Hüfte nach vorne und winkeln das rechte Bein nach hinten oben ab. Fassen Sie dieses mit der rechten Hand am Fußgelenk und ziehen die Ferse langsam Richtung Gesäß. Halten Sie die Spannung für 15–20 Sekunden bzw. 5 Atemzüge. Anschließend Beinwechsel!
3–5 Wiederholungen pro Seite mit je 15–20 Sekunden bzw. 5 Atemzügen und 2–3 Sätze.

- Sicheren Stand!
- Bauch leicht anspannen!
- Angewinkeltes Bein eng am Standbein führen, nicht abspreizen. Gerne dürfen Sie dabei das Standbein leicht beugen!
- Spannung langsam lösen!

- Falls Sie das angewinkelte Bein nicht leicht am Fußgelenk erreichen, dann nehmen Sie ein Handtuch, das um das Fußgelenk gelegt wird, zur Unterstützung dazu.
- Ausführung im Liegen: Seitlich abliegen, unteres Bein bis 90 Grad im Knie anwinkeln und oberes Bein Richtung Gesäß ziehen (evtl. ebenfalls Handtuch zur Unterstützung)
- Im Sitzen auf dem seitlichen Rand eines Stuhles.

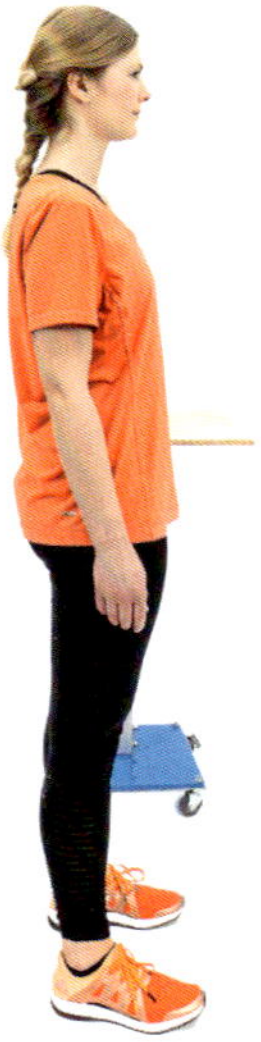

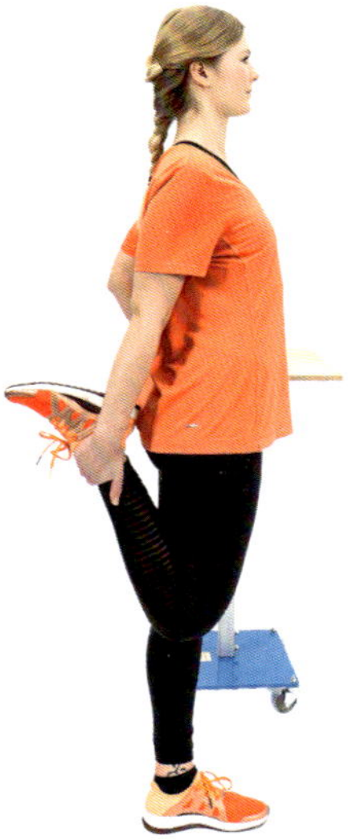

Dehnung der Schultermuskulatur und des Finger- und Handgelenks

Füße stehen hüftbreit auseinander und die Kniegelenke sind leicht gebeugt. Legen Sie die Finger ineinander und drehen die Handflächen nach vorne (Handflächen zeigen weg vom Körper).

Schieben Sie beide Handflächen in Schulterhöhe weit nach vorne, weg vom Körper. Halten Sie diese Position 15–20 Sekunden bevor Sie die Arme wieder anwinkeln. Wiederholen Sie die Aufgabe 3-mal.
3–5 Wiederholungen pro Seite mit je 15–20 Sekunden bzw. 5 Atemzügen und 2–3 Sätze.

- Atmen Sie konzentriert und ruhig!
- Strecken Sie Ihre Ellbogen!
- Halten Sie Ihren Kopf gerade!

Führen Sie die Aufgabe im Sitzen durch.

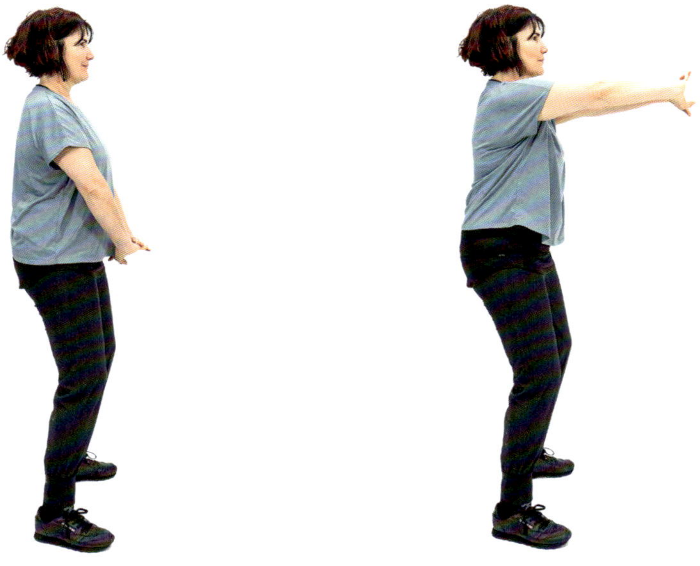

Dehnung der inneren Oberschenkelmuskulatur (Adduktoren)

Legen Sie sich rücklings auf den Boden/eine Matte.

Stellen Sie die Fußsohlen gegeneinander und klappen Sie die Knie Richtung Boden bis Sie eine angenehme Spannung spüren. Halten Sie die Spannung 5 Atemzüge. Wiederholen Sie die Aufgabe 3-mal.
3–5 Wiederholungen mit je 15–20 Sekunden bzw. 5 Atemzügen und 2–3 Sätze.

Spannen Sie Ihren Bauch leicht an!

- Drücken Sie gegen Ende die Oberschenkel mit Hilfe der Hände noch etwas weiter Richtung Boden.
- Gleich mit Druckunterstützung der Hände dehnen.

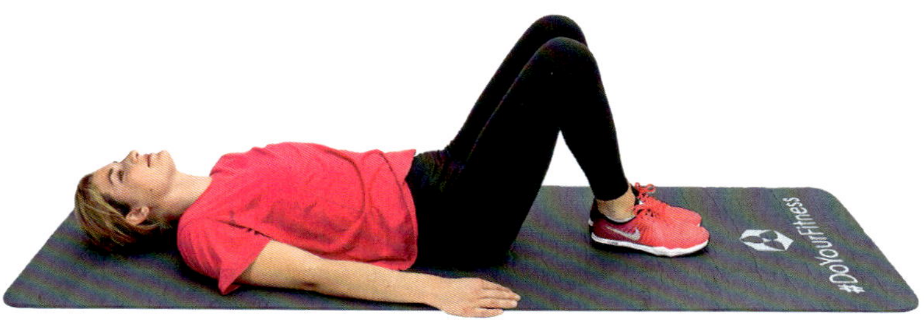

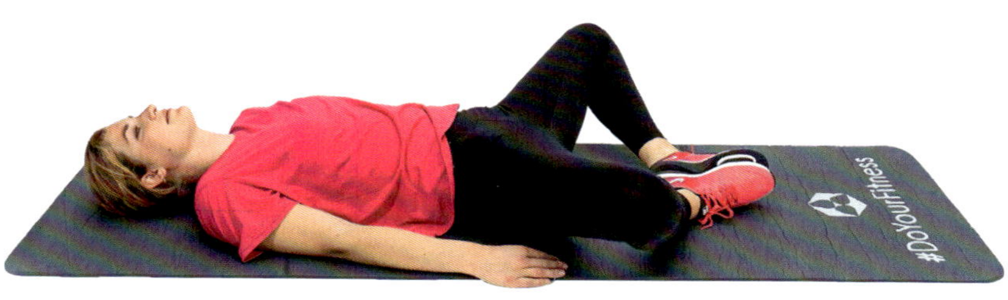

Dehnung der Wadenmuskulatur

Stellen Sie sich in Schrittstellung vor eine Wand und stützen Sie sich mit den Händen bei leichter Oberkörpervorlage an der Wand ab.

Drücken Sie die Hände kräftig gegen die Wand, beugen das vordere Bein und strecken Sie das hintere Knie. Die Ferse bleibt am Boden ziehen Sie die Zehenspitzen leicht an und schieben die Hüfte langsam nach vorne. Halten Sie die Spannung 5 Atemzüge. Anschließend Beinwechsel! Wiederholen Sie die Aufgabe pro Bein 2- bis 3-mal.
3–5 Wiederholungen mit je 15–20 Sekunden bzw. 5 Atemzügen und 2–3 Sätze.

- Beide Fußspitzen zeigen nach vorne!
- Heben Sie die Ferse nicht ab!

Gegen Ende die Ferse kräftig in den „Boden drücken“, Zehenspitzen stark anziehen und Hüfte möglichst weit nach vorne schieben.

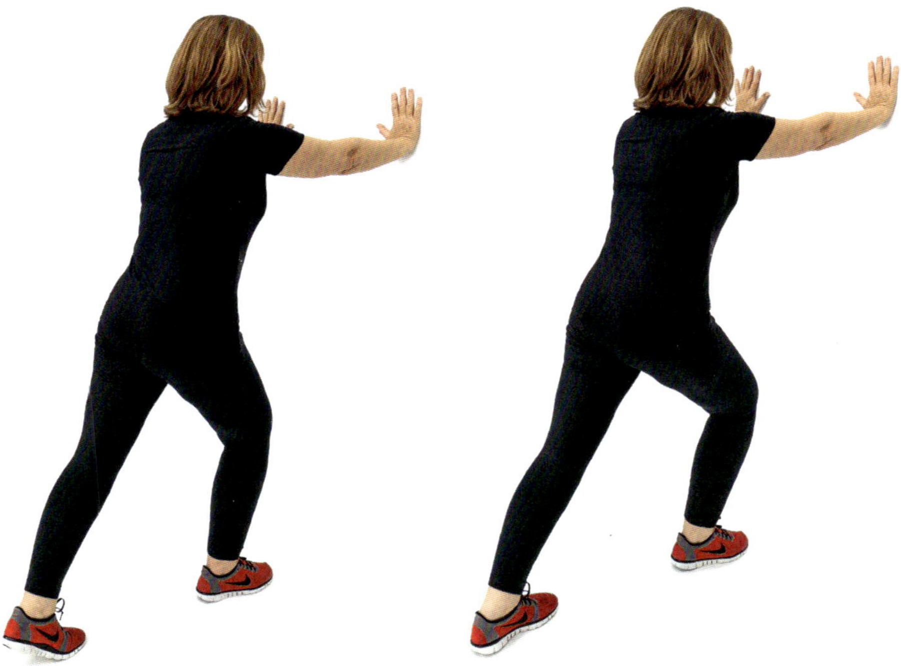

Dehnung der Schulter-Nackenmuskulatur

Setzen Sie sich entspannt auf einen Stuhl. Die Arme hängen locker an den Seiten nach unten.

Bewegen Sie Ihre Schultern nach vorne, Kopf bewegt sich langsam Richtung Brust. Drehen Sie Ihre Handflächen so, dass Ihre Daumen nach hinten zeigen. Schieben Sie nun Ihre Arme aktiv Richtung Boden bis Sie eine Spannung im Schulter- und Nackenbereich spüren. Halten Sie die Spannung 5 Atemzüge und lockern anschließend wieder Ihre Schulter- und Nackenmuskulatur. Wiederholen Sie die Aufgabe 3-mal.
3- bis 4-mal 15–20 Sekunden bzw. 5 Atemzüge pro Seite und 2–3 Sätze.

- Konzentrieren Sie sich auf die Atmung!
- Halten Sie Ihren Oberkörper aufrecht!

Drehen Sie in der Endposition Ihre Hände.

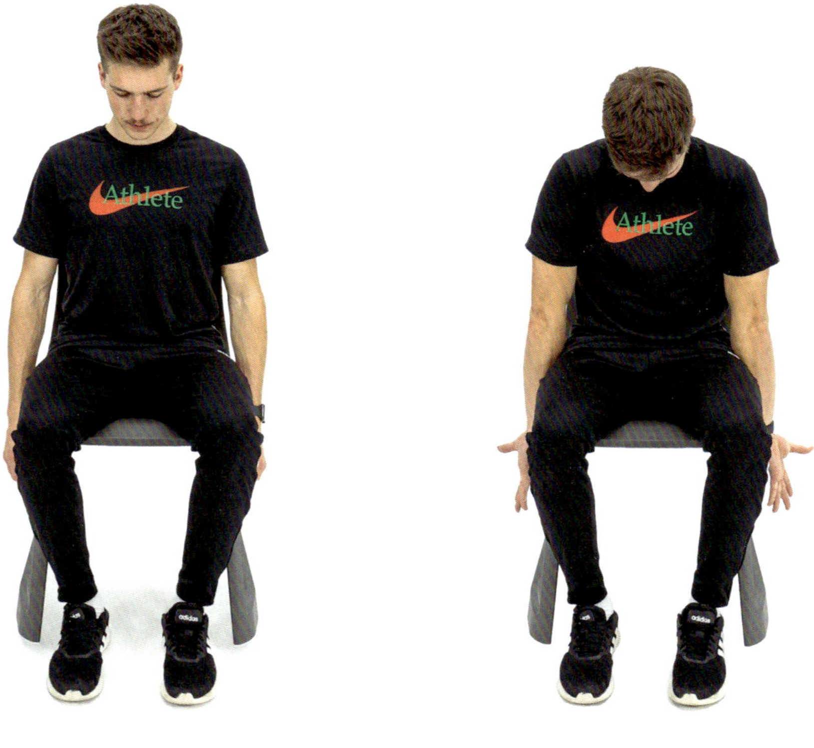

Dehnung der Muskulatur in der Leistengegend

Knien Sie im „Vierfüßlergang“, Knie und Unterarme liegen auf dem Boden/der Matte.

Schieben Sie die Beine weiter auseinander und anschließend die Hüfte nach hinten. Halten Sie die Spannung für 20 Sekunden, bevor Sie diese langsam auflösen und nach einer kurzen Pause die Aufgabe 3-mal wiederholen.
3–5 Wiederholungen und 2–3 Sätze.

Handflächen zeigen zur Decke!

Langsam steigern.

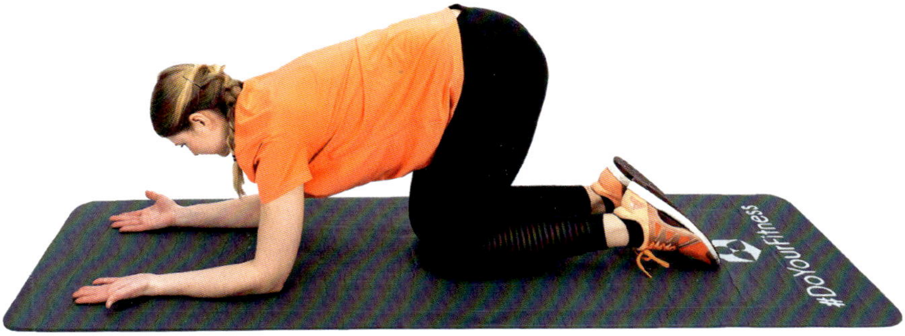

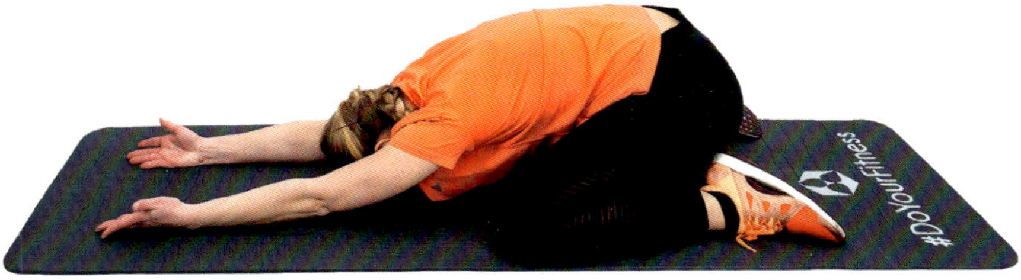

Dehnung der Brustmuskulatur

Stellen Sie sich in leichter Schrittstellung neben eine Wand. Strecken Sie Ihren rechten Arm in Schulterhöhe gestreckt nach hinten und legen diesen gegen die Wand.

Drehen Sie Ihren Oberkörper nun langsam nach links. Drehen Sie so lange bis Sie eine angenehme Spannung im rechten Brustmuskel spüren. Halten Sie die Spannung für 3 Atemzüge. Anschließend Armwechsel! Wiederholen Sie das Ganze 2-mal.
2–4 Wiederholungen mit je 10–15 Sekunden (3–4 Atemzüge) und 2–3 Sätze.

- Sicheren Stand!
- Hand liegt etwas oberhalb Ihrer Schulter an der Wand!
- Schulter und Hand haben immer Wandkontakt!

- Kopf mitdrehen.
- Entspannen Sie sich so auch bei längeren Autofahrten, indem Sie den Arm auf den Türrahmen bzw. das Dach legen.

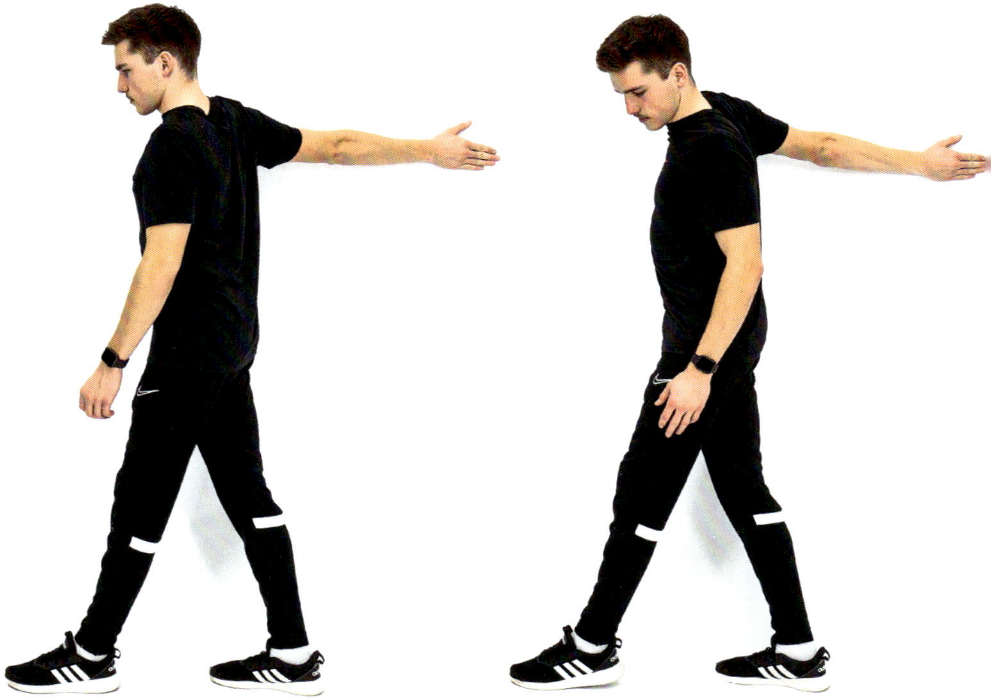

Dehnung der Gesäßmuskulatur

Legen Sie sich rücklings mit aufgestellten Beinen auf den Boden und legen dann den linken Fuß auf den rechten Oberschenkel.

Greifen Sie mit beiden Händen das aufgestellte Bein am Oberschenkel und ziehen dieses zu sich. Halten Sie dort die Spannung für 20 Sekunden bevor Sie die Spannung langsam auflösen und dasselbe mit dem anderen Bein durchführen. Danach kurze Pause und dann dasselbe von vorne.
3–5 Durchgänge und 2–3 Sätze.

Kopf bleibt immer am Boden!

Spannung langsam aufbauen und bei weiteren Durchgängen diese erhöhen.

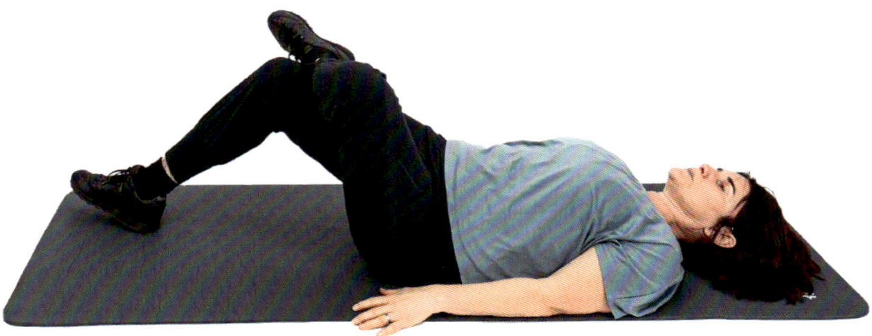

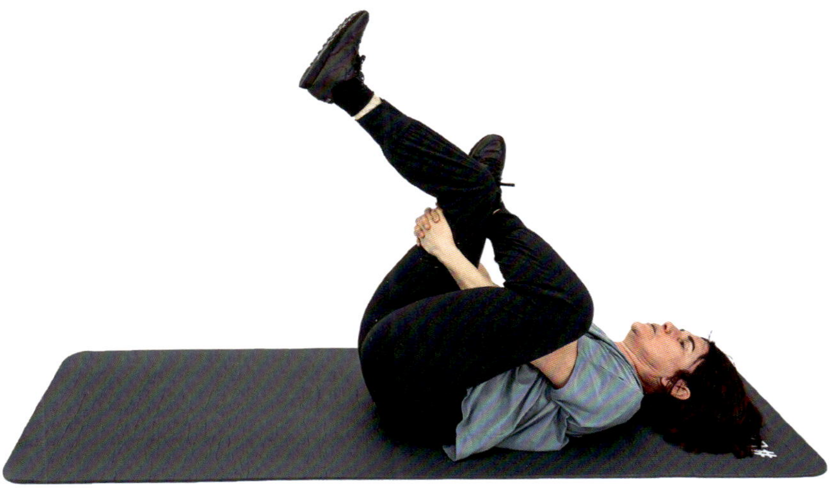

Dehnung der Rumpfmuskulatur

Stellen Sie sich mit geschlossenen Beinen aufrecht hin und stützen beide Hände am Rücken ab.

Schieben Sie Ihr Becken langsam weit nach vorne und halten die Spannung in der Endposition für 15–20 Sekunden bzw. 5 Atemzüge.
3–5 Wiederholungen mit je 15–20 Sekunden Haltezeit bzw. 5 Atemzügen und 2–3 Sätze.

- Sicheren Stand, evtl. Bein hüftbreit aufstellen!
- Spannung langsam lösen!

Kreisen Sie vor jeder Wiederholung Ihre Hüften.

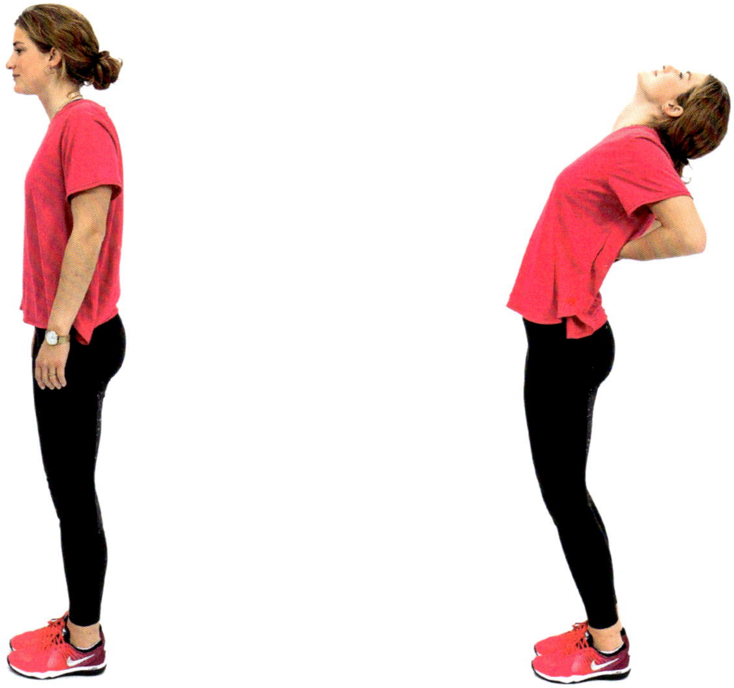

Dehnung der oberen und seitlichen Rumpfmuskulatur sowie des Schulter-Arm-Bereichs

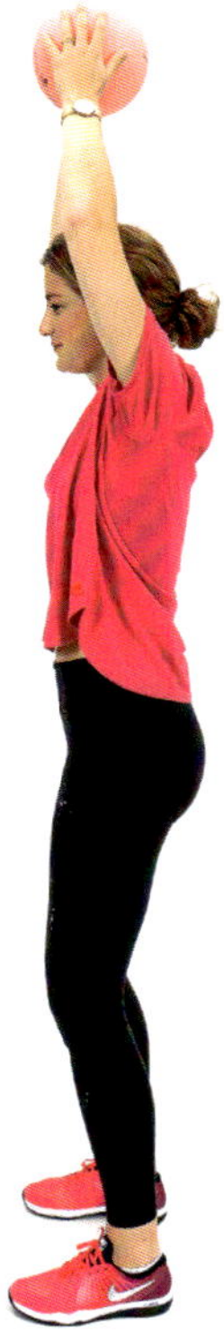

Stellen Sie sich entspannt hin, die Füße sind etwa schulterbreit auseinander, die Kniegelenke leicht gebeugt. Halten Sie den Ball mit beiden Händen und strecken die Arme senkrecht weit zur Decke.

Bewegen Sie Ihre Arme leicht nach hinten bis Sie eine leichte Anspannung spüren. Halten Sie diese ca. 20 Sekunden bzw. 5 Atemzüge. Lösen Sie anschließend die Anspannung und bewegen die Arme erneut nach oben hinten. Wiederum 20 Sekunden halten.

Insgesamt 4 Wiederholungen.

- Ruhig und gleichmäßig atmen!
- Beim Zählen mit Atemzügen: Kurz tief einatmen und langsam lange ausatmen!

- Lockern Sie zwischen den Dehnaufgaben Ihre Arme und Schultern, indem Sie Ihre Finger lösen und kurz die Schultern kreisen lassen.
- Verlängern Sie die Haltezeit.
- Ohne Ball: Verschränken Sie dann Ihre Finger ineinander, strecken die Arme gerade senkrecht nach oben, sodass Ihre Finger ein kleines Dach über Ihrem Kopf bilden.

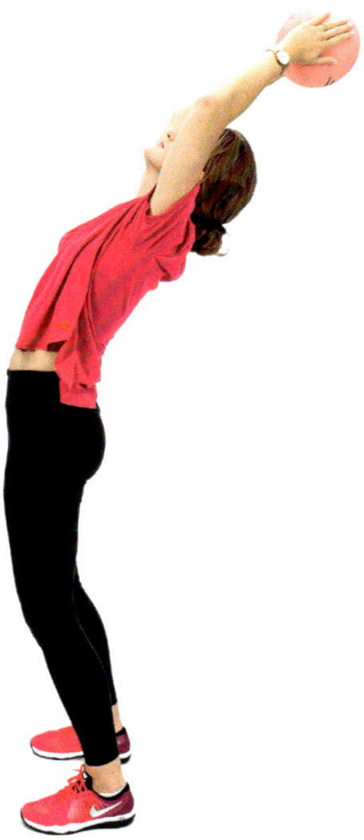

Dehnung der hinteren Oberschenkelmuskulatur

Stellen Sie sich mit geschlossen Beinen hin. Legen Sie den Ball vor die Beine.

Rollen Sie den Ball mit den Händen um Ihren Körper. Nach drei Runden legen Sie eine kurze Pause ein und führen Sie anschließend dasselbe in die andere Richtung durch.
3–4 Durchgänge und 2–3 Sätze.

Die Beine sind komplett durchgestreckt!

Rollen des Balles nur mit einer Hand.

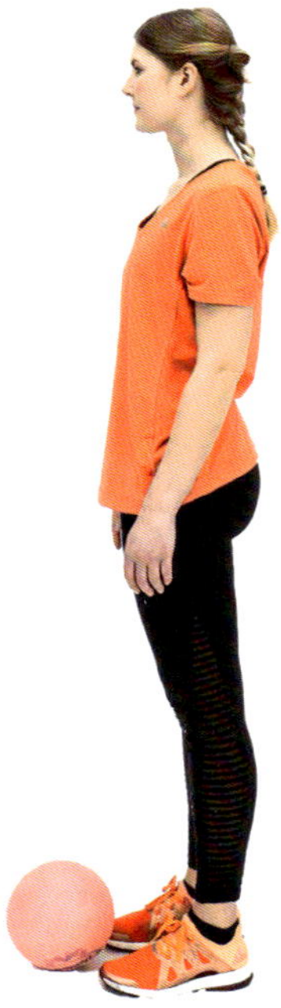

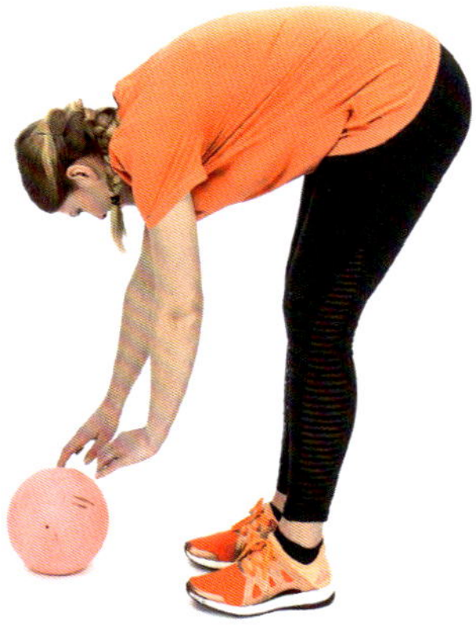

Dehnung der hinteren Oberschenkelmuskulatur

Setzen Sie sich mit gestreckten Beinen auf den Boden. Legen Sie den Ball rechts neben sich.

Rollen Sie nun den Ball mit der rechten Hand entlang des rechten Beines bis zu den Fußsohlen. Halten Sie dort die Spannung für 20 Sekunden, indem Sie beide Hände auf den Ball legen und den Oberkörper Richtung Beine drücken. Rollen Sie anschließend den Ball mit der linken Hand auf der linken Seite bis zur Hüfte zurück. Kurze Pause. Abschließend führen Sie die Aufgabe in die andere Richtung aus.
3 Durchgänge pro Seite, 3–5 Durchgänge und 2–3 Sätze.

- Knie möglichst ganz strecken!
- Idealerweise berühren die Kniekehlen den Boden!

- Zu Beginn die Füße soweit zum Körper ziehen, dass der Ball sicher gerollt werden kann.
- Langsam steigern.
- Ohne Ball halten die Hände bei angezogenen Füßen die Fußspitzen und anschließend strecken Sie die Knie soweit es geht und halten die Spannung.

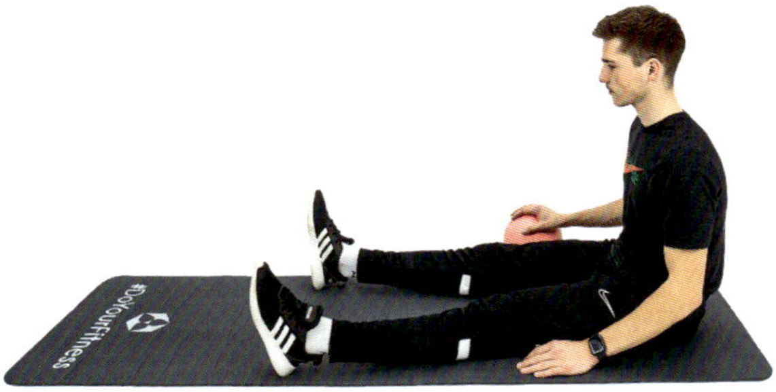

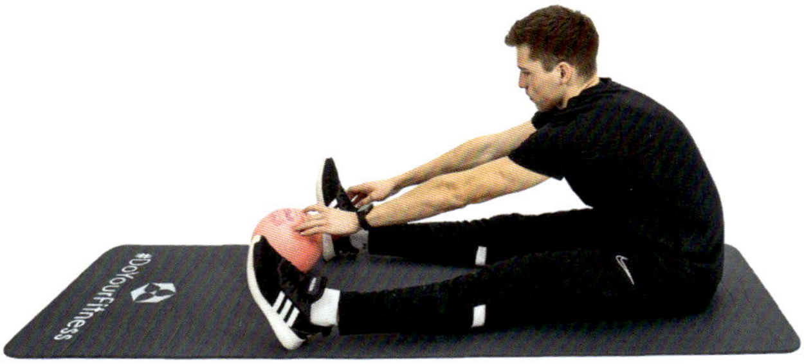

Dehnung der Arm- und Rückenmuskulatur

Knien Sie auf einer Matte und legen Ihre Handballen auf den Ball.

Rollen Sie den Ball mit den Händen möglichst weit nach vorne und halten die Endposition. Dabei liegt Ihr Oberkörper beinahe auf dem Boden auf. Halten Sie Spannung 5 Atemzüge, bevor Sie wieder langsam zurückrollen. Wiederholen Sie die Aufgabe 3-mal.
3–5 Durchgänge und 2–3 Sätze.

Kopf bleibt zwischen den Armen!

Dasselbe abwechselnd mit einer Hand. Die andere stützt dabei auf dem Boden ab.

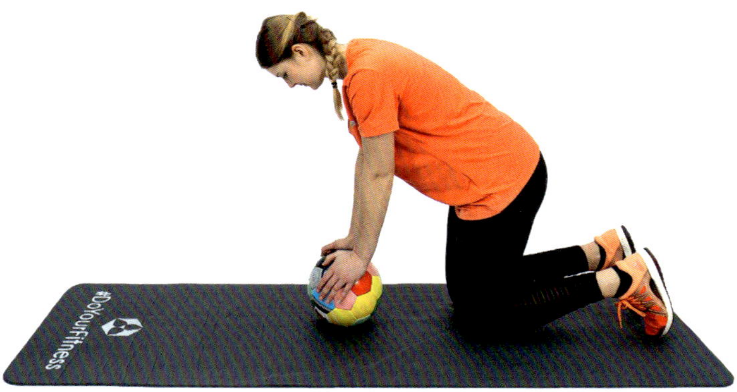

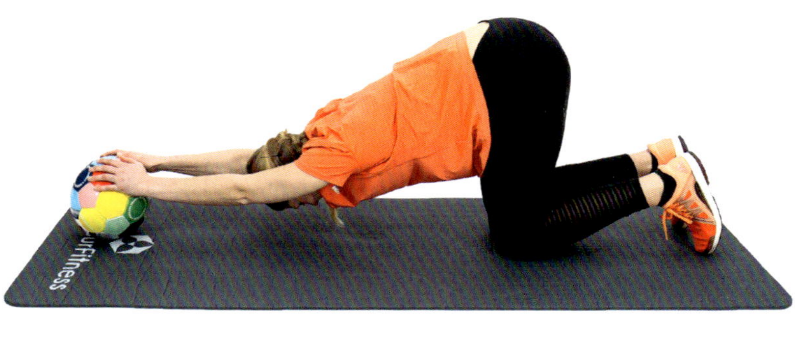

Dehnung der Armmuskulatur

Füße stehen hüftbreit auseinander und die Kniegelenke sind leicht gebeugt. Legen Sie die rechte Hand auf den Nacken.

Greifen Sie den linken Ellbogen mit Ihrer rechten Hand und ziehen den recht-linken Ellbogen Richtung Kopf. Ihre Fingerspitzen zeigen dann Richtung Boden. Halten Sie diese Position 15–20 Sekunden bevor Sie die Arme wieder lösen und dies jetzt mit der rechten Hand im Nacken starten.
3–5 Wiederholungen pro Seite mit je 15–20 Sekunden bzw. 5 Atemzügen und 2–3 Sätze.

- Konzentriert und ruhig atmen!
- Oberarm maximal bis in die Senkrechte ziehen!

Aufgabe im Sitzen ausführen.

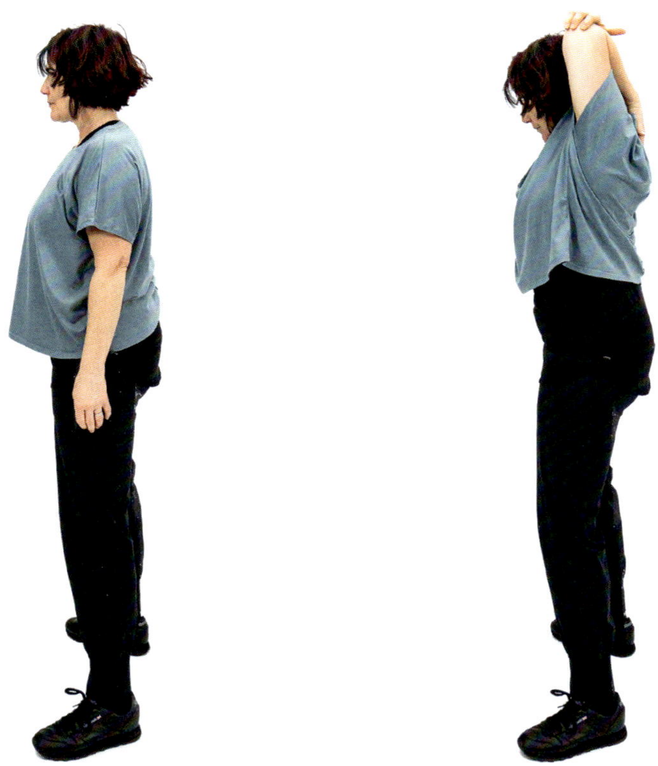

Dehnung der Wadenmuskulatur

Machen Sie einen großen Ausfallschritt, beugen das vordere Bein (möglichst rechter Winkel zwischen Unter- und Oberschenkel), strecken das hintere Bein weit nach hinten und stellen dieses auf die Zehenspitzen.

Drücken Sie die Ferse des hinteren Fußes Richtung Boden bis Sie eine Spannung in der Wade spüren. Halten Sie die Spannung 5 Atemzüge. Anschließend Beinwechsel.
3–5 Wiederholungen pro Seite mit je 15–20 Sekunden bzw. 5 Atemzügen und 2–3 Sätze.

Sicheren Stand!

- Hände stützen sich zur Erleichterung auf dem vorderen Oberschenkel ab.
- Gegen Ende die Ferse kräftig in den „Boden drücken“.

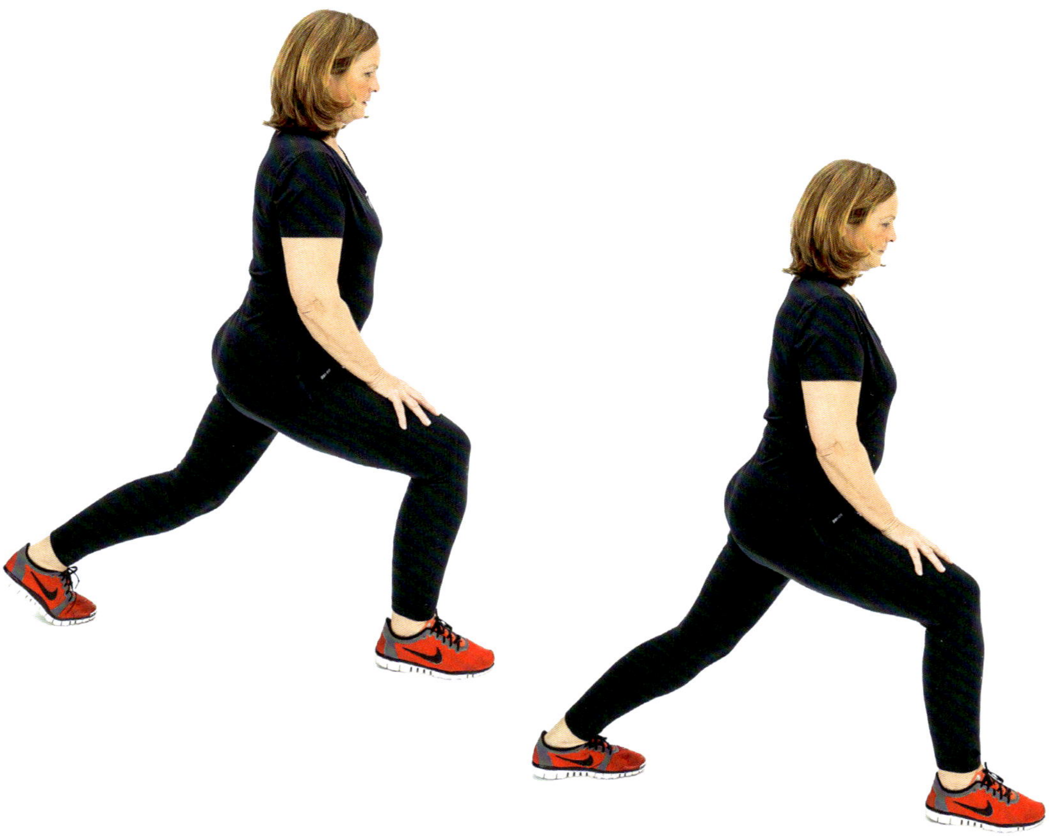

Dehnung der Schulter- und Nackenmuskulatur

Setzen Sie sich aufrecht auf einen Stuhl und kreuzen Ihre Arme vor der Brust.

Drehen Sie Ihren Oberkörper und Kopf möglichst weit nach rechts. Halten Sie die Spannung 5 Atemzüge. Anschließend Seitenwechsel!
3–5 Wiederholungen pro Seite mit je 15–20 Sekunden bzw. 5 Atemzügen und 2–3 Sätze.

Halten Sie Ihren Oberkörper aufrecht!

Im Stehen und dabei darauf achten, dass sich die Hüfte nicht mitdreht!

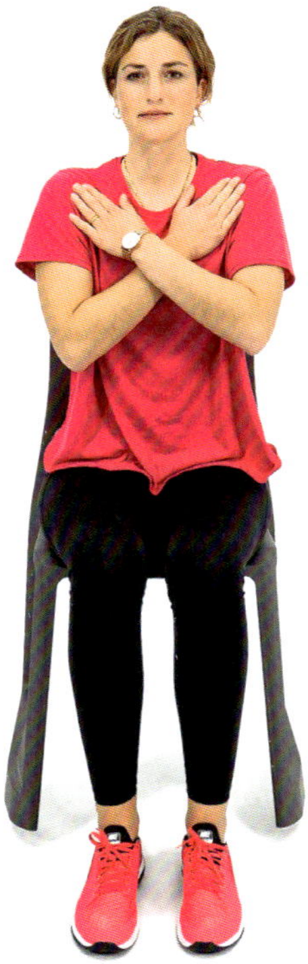

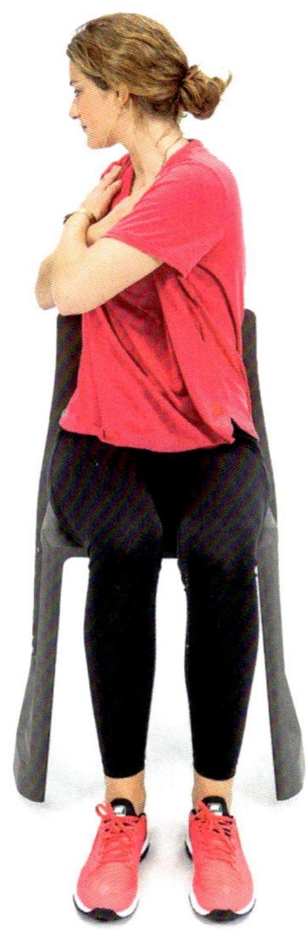

Dehnung der Handgelenke

Stellen Sie sich mit geschlossenen Beinen vor eine Wand. Legen Sie in Schulterhöhe Ihre Hände in einem 90-Grad-Winkel mit gestreckten Armen gegen diese.

Drücken Sie Ihre Handballen kräftig gegen die Wand und ziehen Sie Ihre Fingerspitzen Richtung Körper. Halten Sie die Spannung 10 Atemzüge lang.
3- bis 4-mal 50–60 Sekunden bzw. 10–12 Atemzüge und 2–3 Sätze.

Sicheren Stand!

Spreizen Sie in der Druckphase Ihre Finger, einschließlich Daumen, weit auseinander und drücken diese ebenfalls kräftig gegen die Wand.

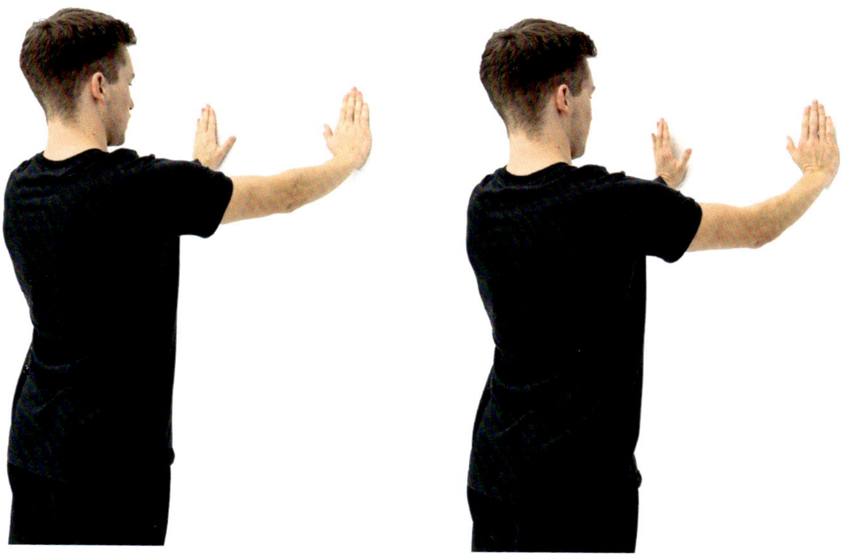

Dehnung der Hals- und Nackenmuskulatur

Setzen Sie sich bequem auf einen Stuhl. Halten Sie sich mit der rechten Hand an der Sitzfläche fest (Hand unter der Sitzfläche) und legen Ihre linke Hand auf die rechte Kopfseite.

Nun ziehen Sie Ihren Kopf mit der linken Hand langsam zur linken Schulter bis Sie die Spannung spüren und halten die Spannung. Anschließend die Spannung langsam lösen. Dann Handwechsel und dasselbe auf der anderen Seite ausführen. Beginnen Sie mit ca. 5 Sekunden Haltezeit und steigern sie langsam bis maximal 1 Minute. Wiederholen Sie die Aufgabe 3-mal. ***3–5 Wiederholungen pro Seite und 2–3 Sätze.***

- Dehnen Sie nicht bis zur Schmerzgrenze!
- Halten Sie Ihren Oberkörper aufrecht!

Nehmen Sie die Dehnung der hinteren Nackenmuskulatur dazu, indem Sie das Kinn mit beiden Händen langsam bis zum Brustbein ziehen.

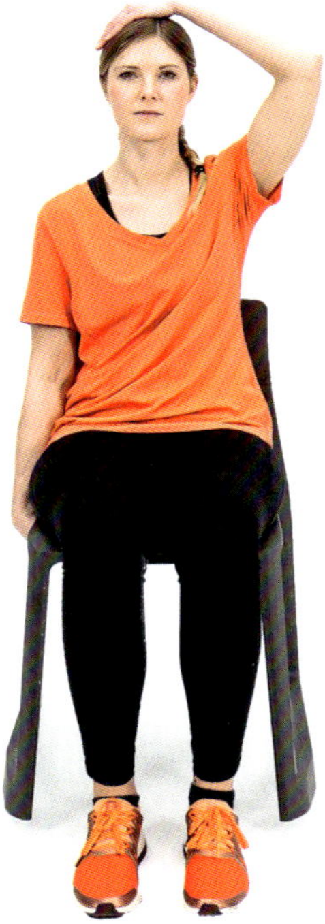

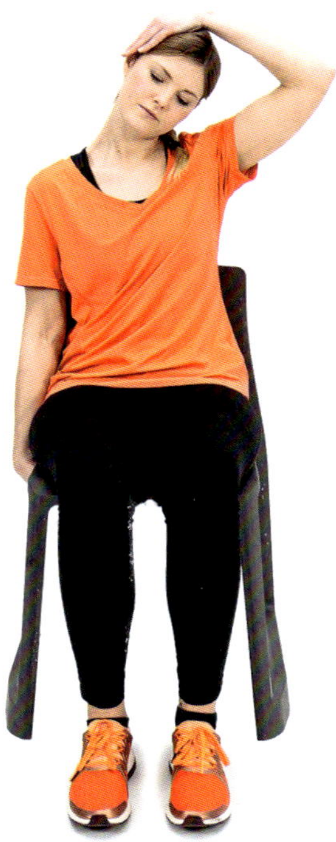

Dehnung der Oberschenkelmuskulatur bzw. Leiste

Liegen Sie rücklings auf dem Boden/der Matte und winkeln Ihre Beine an. Legen Sie ein Bein mit der Fußsohle auf den Oberschenkel des anderen Beins (möglichst nahe am Knie).

Legen Sie Ihre linke Hand an die Knieinnenseite des linken abgewinkelten Beins und drücken dieses möglichst weit nach unten. Halten Sie die Spannung 5 Atemzüge und drücken gegen Ende das Bein noch etwas weiter Richtung Boden. Lockern Sie anschließend und wechseln die Seite. Anschließend wiederholen Sie alles noch einmal.
2- bis 3-mal 15–20 Sekunden bzw. 5 Atemzüge pro Seite und 2–3 Sätze.

Die Spannung langsam aufbauen und halten!

Legen Sie den Kopf auf ein Kissen.

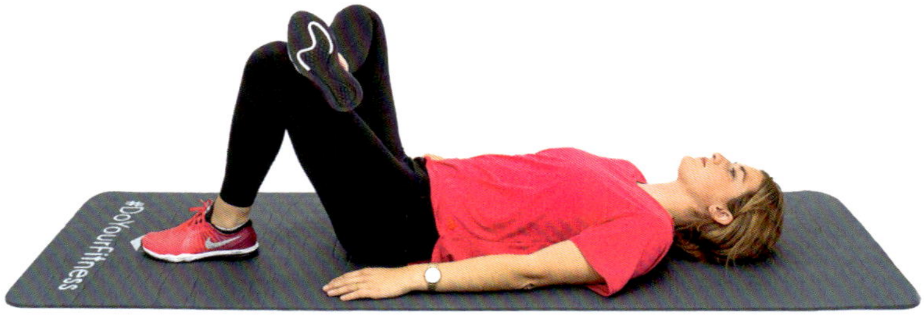

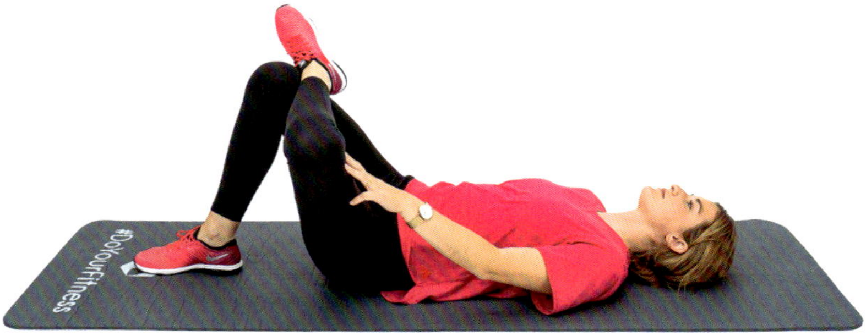

Dehnung der äußeren Oberschenkel-, Gesäßmuskulatur bzw. Hüfte

Setzen Sie sich auf den Boden/die Matte, strecken das rechte Bein und stellen das linke angewinkelt über das rechte.

Ziehen Sie mit Ihrer rechten Hand das linke Knie möglichst weit Richtung Boden, bis Sie eine angenehme Spannung an der linken Gesäßseite spüren. Halten Sie die Spannung 5 Atemzüge. Lockern Sie anschließend und wechseln die Seite.
3–5 Wiederholungen mit 15–20 Sekunden bzw. 5 Atemzügen pro Seite und 2–3 Sätze.

Bauen Sie die Spannung langsam auf und halten diese!

- Eine Hand stützt auf dem Boden ab.
- Drücken Sie mit beiden Händen das Knie Richtung Boden.

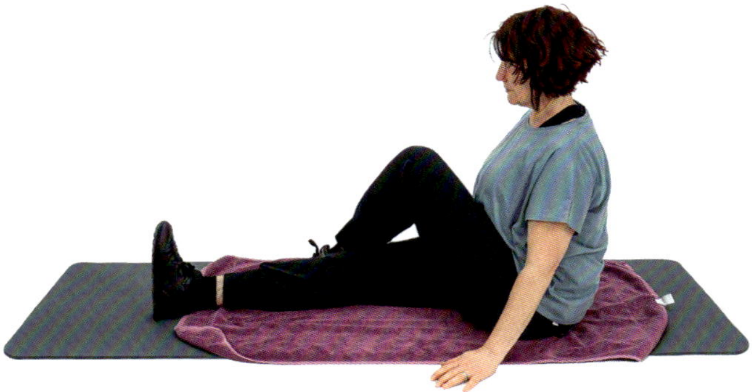

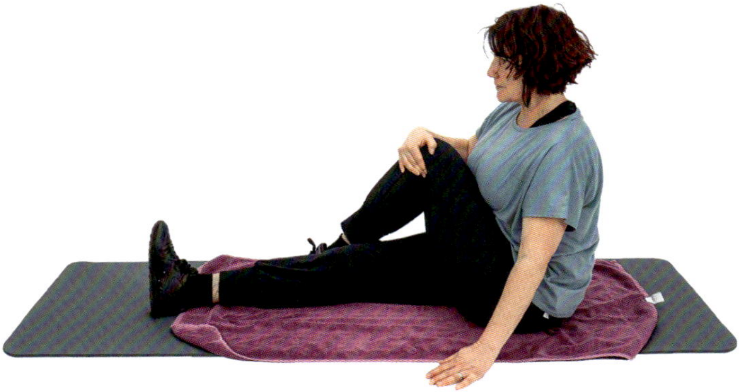

Dehnung der Rumpfmuskulatur

Legen Sie sich rücklings auf den Boden/eine Matte und stellen Ihre Füße auf. Strecken Sie die Arme gestreckt zur Seite, fixieren einen Punkt an der Decke und drehen Ihren Kopf möglichst weit nach rechts.

Kippen Sie Ihre Beine geschlossen nach links bis auf den Boden. Halten Sie die Spannung 5 Atemzüge. Anschließend führen Sie dasselbe nach rechts aus.
3–5 Wiederholungen mit 15–20 Sekunden bzw. 5 Atemzügen und 2–3 Sätze.

- Bauch leicht anspannen!
- Kniewinkel bleibt immer gleich!
- Schulterblätter bleiben am Boden!

- Schieben Sie Ihr oberes Knie zum Arm.
- Erhöhen Sie die Spannung, indem Sie den Kopf mit in Richtung des ausgestreckten Arms drehen.

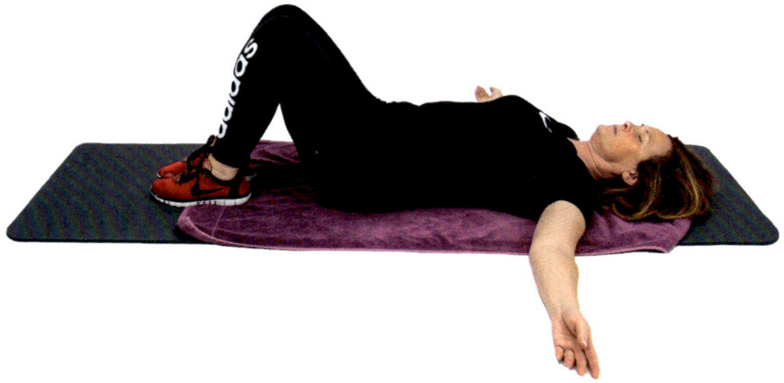

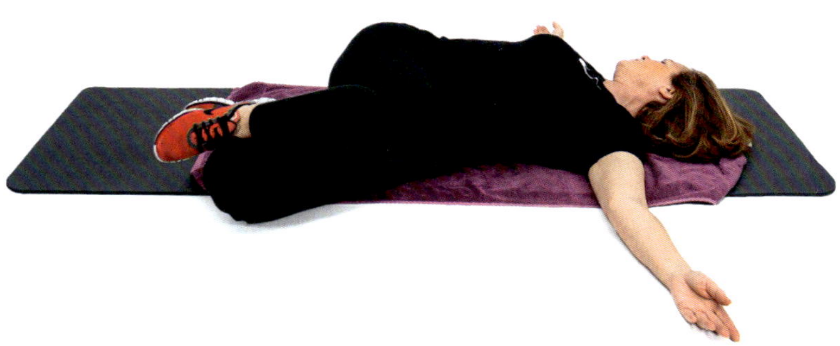

Dehnung der unteren Rücken- und Schultermuskulatur

Setzen Sie sich mit aufrechtem Oberkörper im Langsitz auf den Boden/die Matte.

Legen Sie Ihre Hände auf den Boden und schieben diese langsam nach vorne zu den Füßen. Rollen Sie dabei Ihre Wirbelsäule Wirbel für Wirbel aus. Sobald Sie eine angenehme Spannung spüren, halten Sie die Position für 5 Atemzüge. Anschließend lösen Sie die Spannung langsam wieder auf und wiederholen die Aufgabe 3-mal.
3–5 Wiederholungen mit 15–20 Sekunden bzw. 5 Atemzügen und 2–3 Sätze.

Lassen Sie die Beine möglichst gestreckt!

„Krabbeln“ Sie mit den Fingern nach vorne.

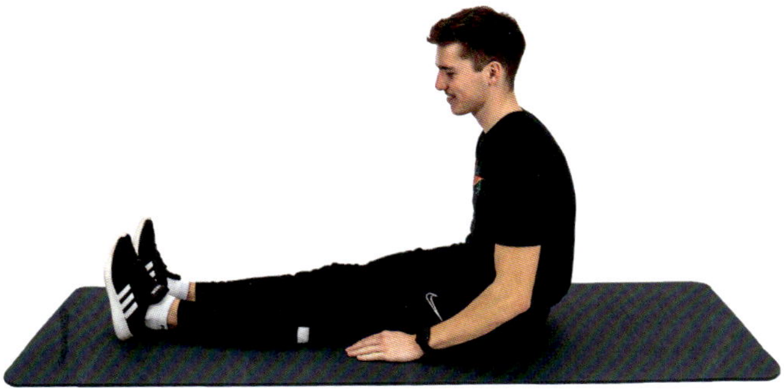

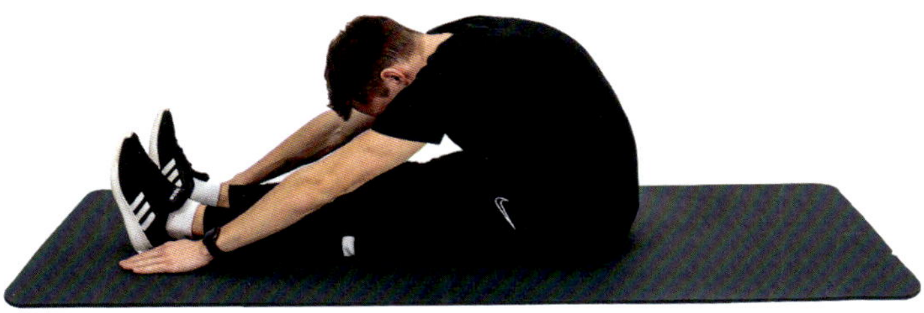

Dehnung der Schulter- und Nackenmuskulatur

Setzen Sie sich aufrecht auf einen Stuhl und Ihre Arme hängen locker nach unten.

Rollen Sie Ihren Oberkörper nach unten, drehen die Schultern nach vorne und senken den Kopf Richtung Brust. Drehen Sie anschließend Ihre Arme nach innen bis Ihre Daumen nach hinten zeigen. Halten Sie die Stellung für 3 lange Atemzüge bevor Sie wieder langsam zur Ausgangsposition zurückkehren. Wiederholen Sie Aufgabe mindestens noch 2-mal.
3–5 Wiederholungen und 2–3 Sätze.

Achten Sie bewusst auf Ihre Atmung!

Drehen Sie am Ende der Aufgabe Ihre Arme möglichst weit nach außen.

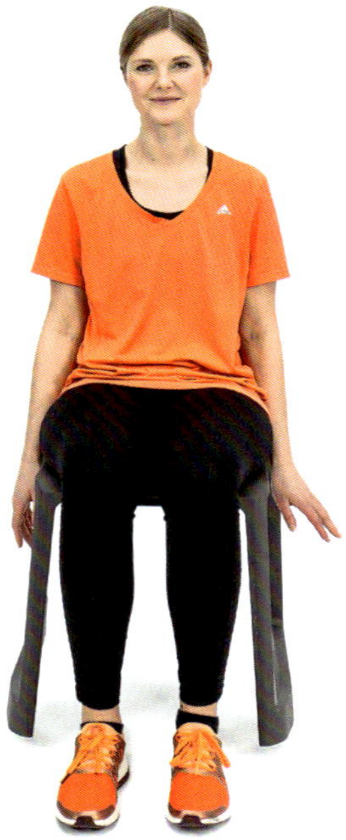

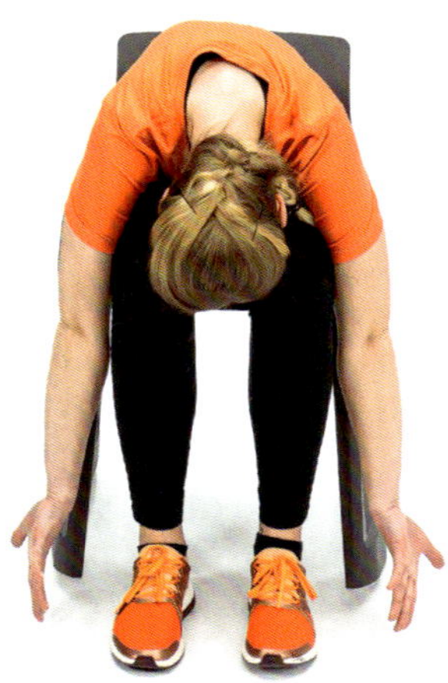

Dehnung der Oberschenkelrückseite

Stellen Sie sich in Schrittstellung (vorderes Bein gestreckt) vor eine Wand. Abstand ca. 50 cm. Stützen Sie sich mit den Händen in Schulterhöhe an der Wand ab und beugen das hintere Bein.

Beugen Sie Ihren geraden Oberkörper nach vorne und wandern mit Ihren Händen langsam nach unten, bis Sie eine Spannung auf der Oberschenkelrückseite spüren. Drücken Sie Ihre Handballen kräftig gegen die Wand und ziehen Sie Ihre Finger in Richtung Körper. Halten Sie die Spannung 5 Atemzüge und wandern dann langsam wieder nach oben.
3–5 Wiederholungen und 2–3 Sätze.

Spannen Sie Ihre Rückenmuskulatur an!

Spreizen Sie in der Druckphase Ihre Finger, einschließlich Daumen, weit auseinander und drücken diese ebenfalls kräftig gegen die Wand.

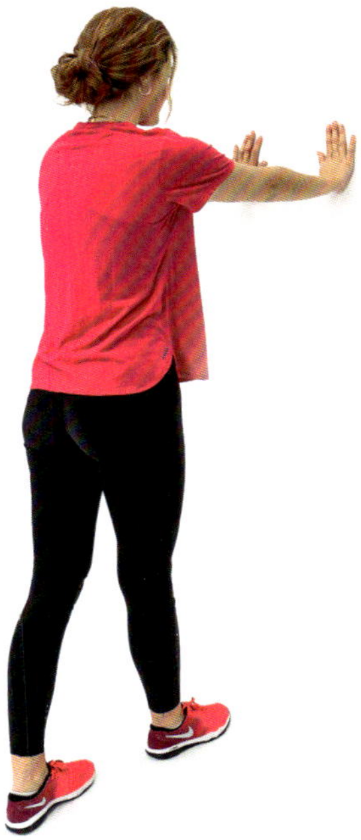

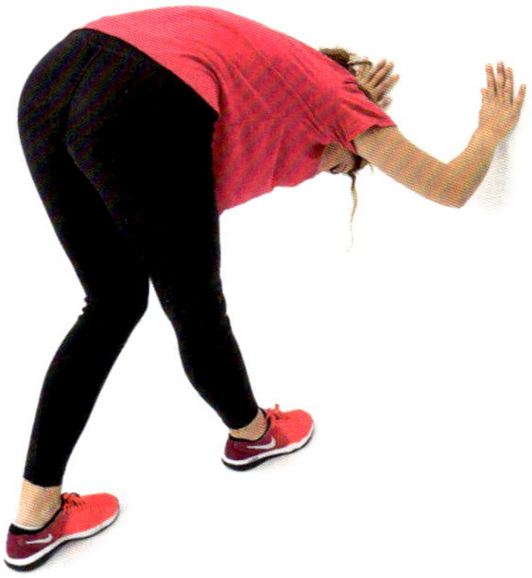

Dehnung von Bizeps und Schultern

Stellen Sie sich mit dem Rücken in Armlänge Abstand an die Wand. Legen Sie Ihre Hände mit den Fingerspitzen nach oben in Schulterhöhe an die Wand.

Bewegen Sie Ihren Körper langsam Richtung Boden, indem Sie Ihre Knie beugen, bis Sie eine Spannung in Ihrem oberen Schulter-, Bizepsbereich spüren. Halten Sie die Spannung 5 Atemzüge und richten sich dann langsam wieder auf.
3–5 Wiederholungen und 2–3 Sätze.

Ihre Hände bleiben immer an derselben Stelle!

Erhöhen Sie die Haltezeit.

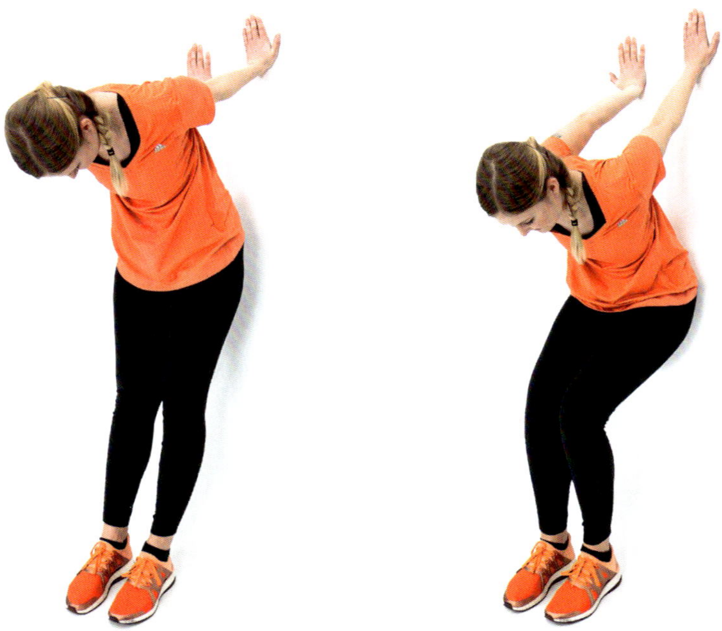

Dehnung der Brustmuskulatur

Stellen Sie sich in leichter Schrittstellung („Ausfallschritt“) neben die Wand. Legen Sie Ihren wandnahen Arm in Schulterhöhe abgewinkelt an die Wand. Ebenso befindet sich das wandnahe Bein vorne.

Drehen Sie Ihren Rumpf und Kopf von der Wand weg bis Sie eine Spannung in der Brustmuskulatur spüren, Halten Sie die Spannung 5 Atemzüge und kehren dann langsam in die Ausgangsposition zurück.
3–5 Wiederholungen und 2–3 Sätze.

- Ihr Unterarm und die Beine bleiben immer auf derselben Stelle!
- Stützen Sie sich in der Hüfte ab!

Erhöhen Sie die Haltezeit.

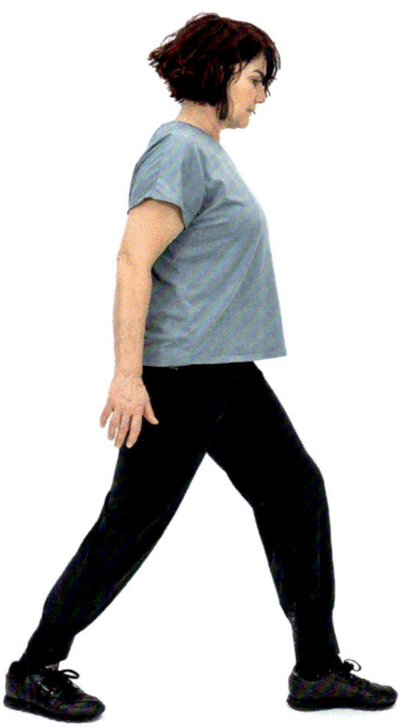

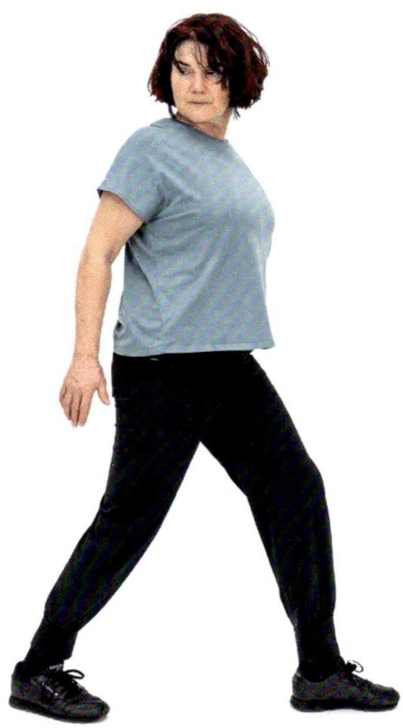

Dehnung der Wadenmuskulatur

Knien Sie sich in Bankstellung auf den Boden/eine Matte. Ihre Hände stellen Sie schulter- und Ihre Knie hüftbreit auf den Boden („Vierfüßlerstand“).

Strecken Sie Ihr rechtes Bein nach hinten weg und stellen es mit den Zehenspitzen auf den Boden. Drücken Sie anschließend Ihre Ferse kräftig Richtung Boden bis Sie eine Spannung in der rechten Wade spüren. Halten Sie die Spannung 5 Atemzüge bzw. 20 Sekunden. Anschließend führen Sie dasselbe mit dem linken Bein aus.
2–4 Wiederholungen mit 15–20 Sekunden bzw. 5 Atemzügen und 2–3 Sätze.

- Spannen Sie Ihren Bauch leicht an und halten den Kopf gerade (Bein, Oberkörper, Kopf bilden eine Linie)!
- Atmen Sie ruhig und gleichmäßig!

Erhöhen Sie die Spannung, indem Sie die Zehen zusätzlich leicht nach oben ziehen.

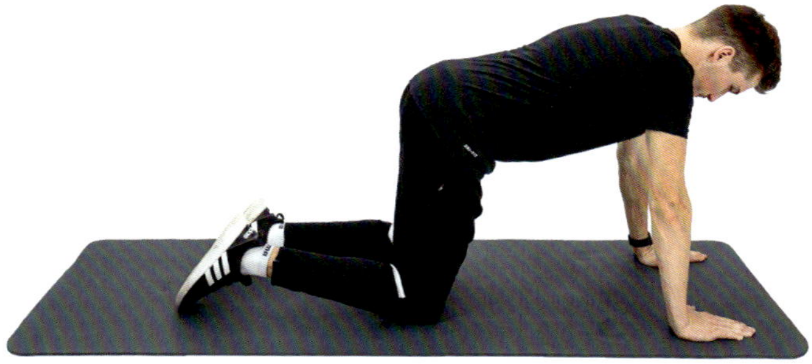

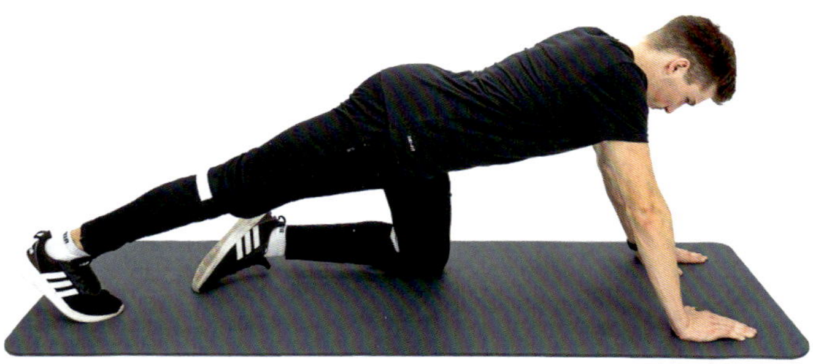

Dehnung des Hüftbeugers und der Oberschenkelmuskulatur

Knien Sie sich auf den Boden/eine Matte. Stellen Sie das rechte Bein abgewinkelt weit nach vorne ab.

Schieben Sie Ihre Hüfte weit nach vorne (Ober- und Unterschenkel bilden einen rechten Winkel) und halten Ihre Hände (Handinnenflächen zeigen zueinander) gestreckt nach oben. Halten Sie die Spannung 5 Atemzüge bzw. 20 Sekunden. Anschließend führen Sie dasselbe mit dem linken Bein aus.
2–4 Wiederholungen mit 15–20 Sekunden bzw. 5 Atemzügen und 2–3 Sätze.

- Spannen Sie Ihren Bauch leicht an und halten den Kopf gerade!
- Atmen Sie dabei tief aus und ein!

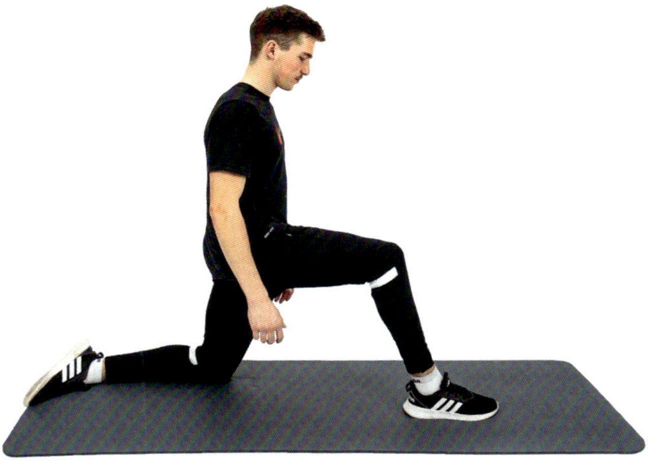

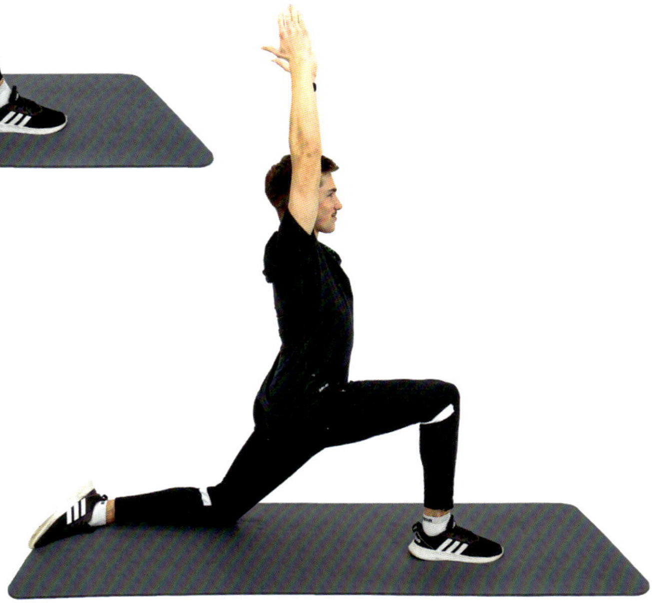

Dehnung der Gesäß- und Hüftmuskulatur

Knien Sie sich auf den Boden/eine Matte. Legen Sie das linke Bein abgewinkelt vor sich auf den Boden und stützen sich evtl. mit den Händen vorne auf dem Boden ab.

Schieben Sie Ihr rechtes Bein weit nach hinten, beugen den Oberkörper nach vorne und schieben die Hände und Hüfte weit nach vorne. Halten Sie die Spannung 5 Atemzüge bzw. 20 Sekunden. Anschließend Beinwechsel.
Wiederholen Sie die Aufgabe 2-mal.

Atmen Sie dabei tief aus und ein!

- Vergrößern Sie den Winkel im abgelegten Bein.
- Lassen Sie Ihren Oberkörper senkrecht oben.

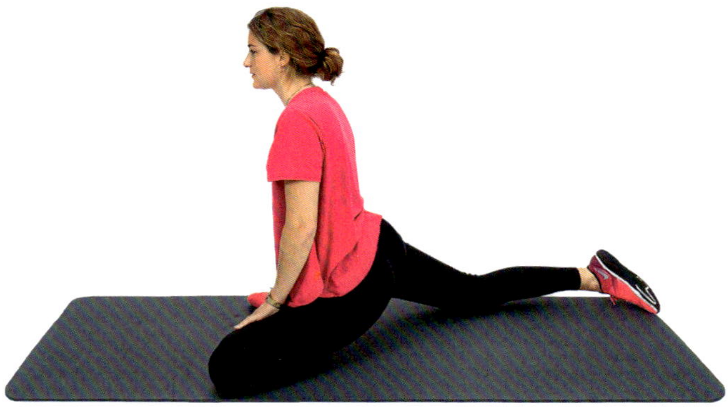

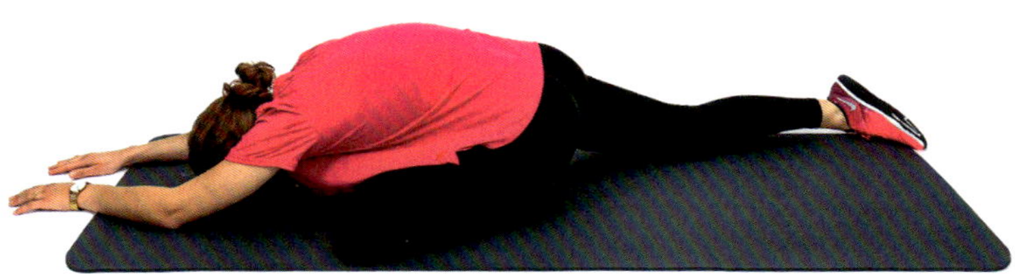

Dehnung der inneren Oberschenkelmuskulatur

Stellen Sie sich mit gegrätschten Beinen hin. Legen Sie den Ball zwischen die Beine.

Rollen Sie den Ball in Form einer liegenden Acht mit den Händen um die Beine. Halten Sie jeweils auf der rechten bzw. linken Seite für 3 Atemzüge an, bevor Sie zum anderen Bein rollen. Der Oberkörper befindet sich dabei immer möglichst in Ballnähe. Nach zwei Runden legen Sie eine kurze Pause ein.
2–3 Durchgänge und 2–3 Sätze.

- Fußsohlen haben immer Bodenkontakt!
- Gesäß nicht nach hinten schieben!
- Oberkörper möglichst tief beugen!

- Bewusst langsam den Ball rollen und Oberkörper möglichst knapp über Ballhöhe.
- Den Ball leicht anheben und die liegende Acht in der Luft beschreiben.

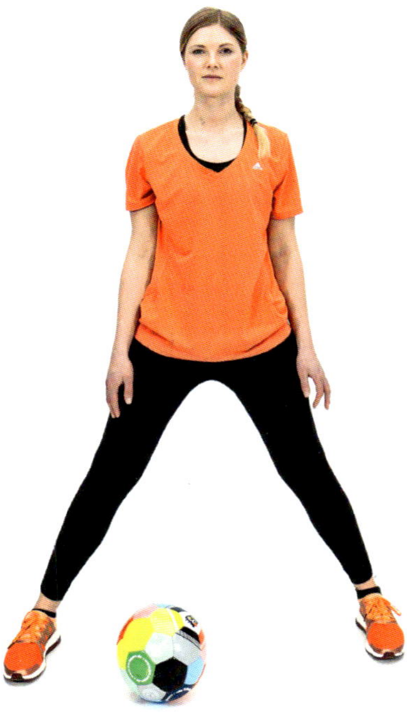

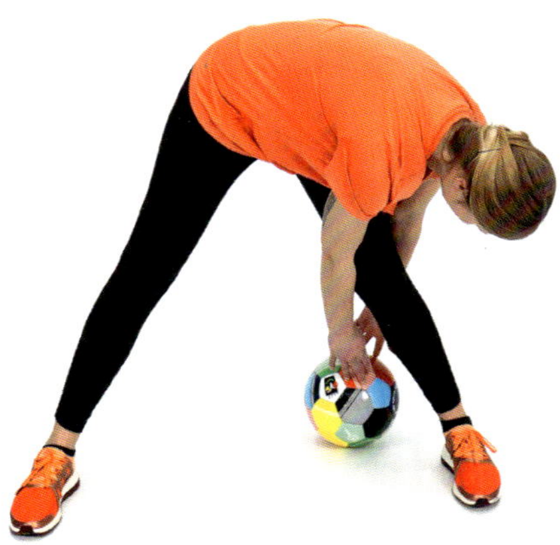

Dehnung der hinteren Oberschenkel- und Wadenmuskulatur

Stellen Sie sich mit geschlossenen Beinen hin. Der Ball/Stuhl liegt/steht vor Ihnen.

Stellen Sie ein Bein mit der Ferse auf den Ball/Stuhl. Strecken Sie beide Knie und ziehen die Fußspitze des auf dem Ball/Stuhl liegenden Beines zum Körper. Schieben Sie nun den Oberkörper langsam in Richtung Fußspitze bis Sie eine angenehme Spannung spüren. Halten Sie dies nun für 5 Atemzüge. Lösen Sie dann die Spannung und führen dasselbe mit dem anderen Bein durch.
3–5 Durchgänge pro Seite und 2–3 Sätze.

- Schieben Sie das Brustbein nach vorne!
- Oberkörper bleibt gerade!

- Benutzen Sie einen niedrigen Hocker.
- Die Ausführung mit Ball schult gleichzeitig die Koordination.

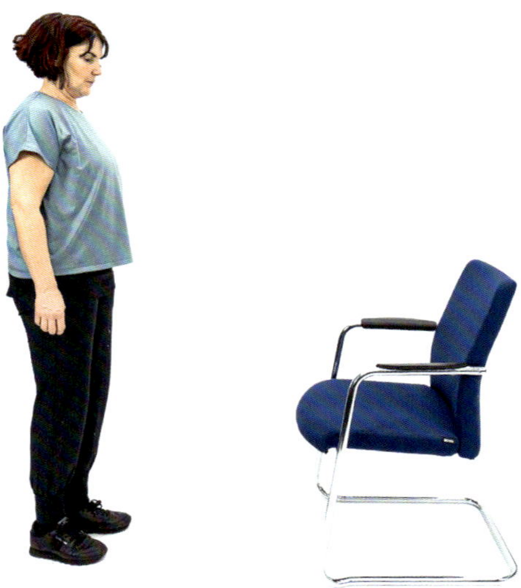

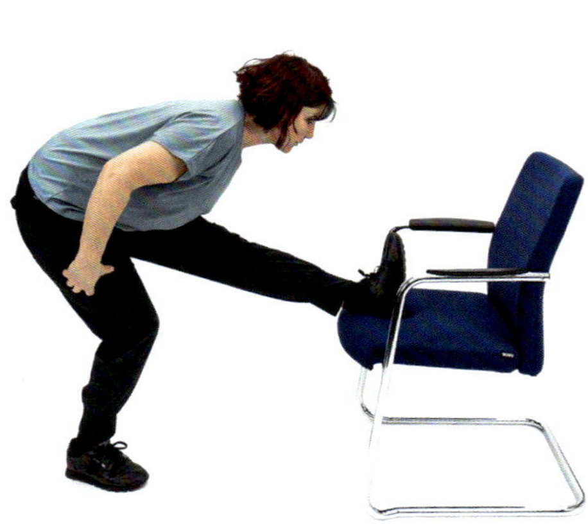

Dehnung der hinteren Oberschenkel- und Wadenmuskulatur

Stellen Sie sich mit geschlossen Beinen hin. Legen Sie den Ball ca. 30 cm vor die Beine.

Legen Sie die Fußsohle eines Beins an den Ball. Strecken Sie das Knie durch und drücken die Ferse Richtung Boden. Halten Sie die Spannung für 3–5 Atemzüge und wechseln anschließend das Bein.
4 Durchgänge je Bein und 2–3 Sätze.

Achten Sie auf eine aufrechte Körperhaltung!

Führen Sie die Aufgabe ohne Ball aus.

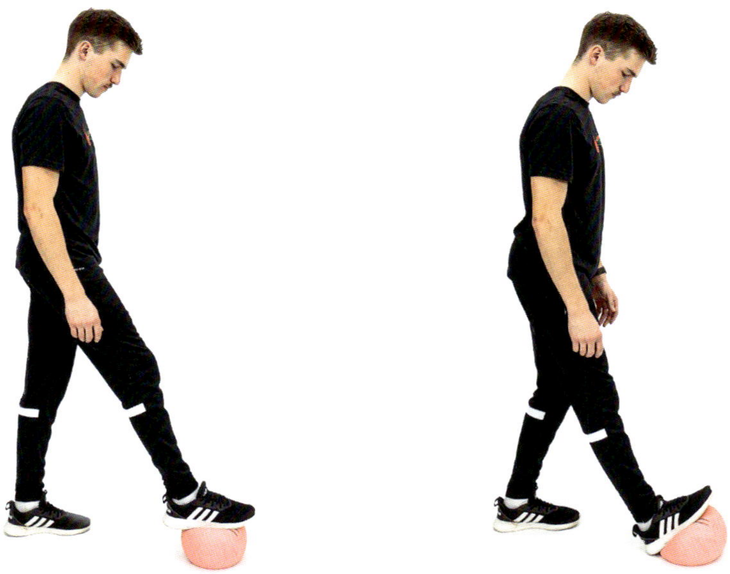

Dehnung der vorderen Hüftmuskulatur

Knien Sie sich auf den Boden/eine Matte. Stellen Sie ein Bein abgewinkelt (rechter Winkel zwischen Ober- und Unterschenkel) nach vorne ab.

Rollen Sie den Ball langsam um den vorderen Fuß und schieben dabei die Hüfte nach vorne. Nach 30 Sekunden wechseln Sie das Bein und führen dasselbe um den anderen Fuß durch. Danach wiederholen Sie die Aufgabe, rollen den Ball aber jetzt in die andere Richtung um den Fuß.
2–4 Durchgänge je Bein und 2–3 Sätze.

- Achten Sie auf eine aufrechte Körperhaltung!
- Schieben Sie Ihre Hüfte weit nach vorne!

Wechseln Sie nach jeder Umrundung die Richtung.

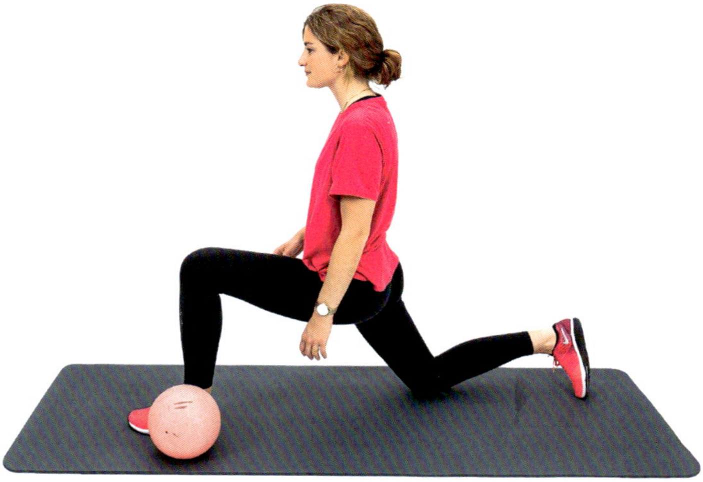

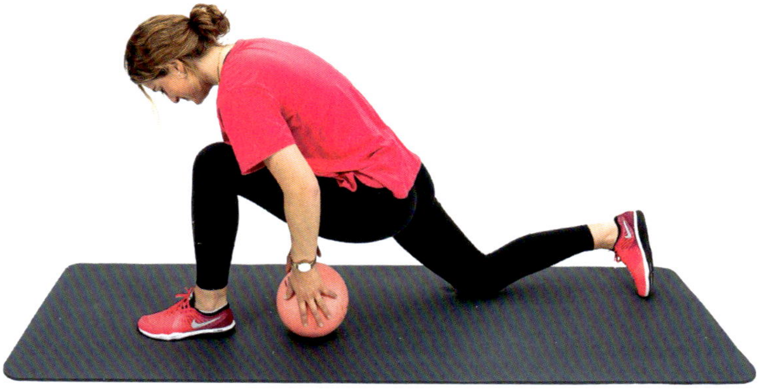

Individuelles Aufgabenprotokoll

Datum	K	K	B	B	D	D

Verwendete Literatur

- Fricke, U. Dr. (2021): 100 werden, gesund bleiben. 7. Auflage. Bonn.
- Moosmann, K.(2018): Kleine Aufwärmspiele. 10. Auflage. Wiebelsheim.
- Moosmann, K. (2017): Erfolgreiche Koordinationsspiele. 5. Auflage. Wiebelsheim.
- Moosmann, K. (2021): Kleine Spiele für alle Altersgruppen. 2. Auflage. Wiebelsheim.
- Men´s Health: So verbessern Koordinationsübungen Ihre sportliche Leistung.
- Sonderheft SportPraxis 2006: Fußball. Wiebelsheim.
- Wessinghage, Th. Dr. (2021): Wunderübungen. 2. Auflage. Bonn.
- Wessinghage, Th. Dr. (2020): Wessinghages Wandübungen. Bonn.
- Württembergischer Landessportbund: Gesund und Trainiert. Stuttgart.

Der Autor: Klaus Moosmann

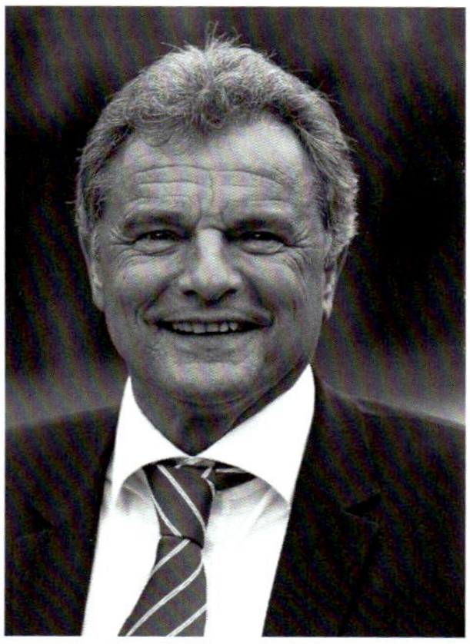

Klaus Moosmann ist seit seiner Jugendzeit eng mit dem Sport verbunden und studierte deshalb die Fächer Sport und Mathematik an der Pädagogischen Hochschule Weingarten. Als Realschullehrer sammelte er vielfältige Erfahrungen rund um die Lehramtstätigkeit an den Realschulen Riedlingen und Weingarten. Erfolgreich waren dabei die von ihm betreuten Schulmannschaften mit dem Höhepunkt der Teilnahme am Bundesfinale von „Jugend trainiert für Olympia" 1983 in Berlin.

Aufgaben wie die Schulleitung an der Realschule Bad Wurzach, die Tätigkeit als Schulrat am Staatlichen Schulamt Tettnang und als Amtsleiter des Staatlichen Schulamts Markdorf erforderten Führungs- und Leitungsverantwortung.

Nach der aktiven Zeit als Trainer und Spieler im Bereich Fußball folgte das ehrenamtliche Engagement in der Vorstandschaft des Württembergischen Fußballverbandes (wfv) für die Arbeitsgebiete „Schule und Sport", „wfv für Toleranz und Fairness – gegen Gewalt" sowie der Bürgerstiftung Ravensburg, dem Beirat „Stiftung Sport in der Schule Baden-Württemberg" und als Botschafter von Expika.de.

Seine Vorliebe für den Bereich „Kleine Spiele" finden ihren Niederschlag in vielen Fortbildungsveranstaltungen sowie Veröffentlichungen in verschiedenen Sportzeitschriften. Darüber hinaus sind im Limpert Verlag verschiedene Bücher von Klaus Moosmann erschienen, z. B. „Das Große Limpert-Buch der Kleinen Spiele", „161 kleine Aufwärmspiele", „Erfolgreiche Koordinationsspiele" und die Spielekartei „Kleine Spiele für alle Altersgruppen".

Weitere Informationen finden Sie unter *www.klausmoosmann.de.*